北京儿童医院
BEIJING CHILDREN'S HOSPITAL

福棠儿童医学发展研究中心
FUTANG RESEARCH CENTER
OF PEDIATRIC DEVELOPMENT

儿童健康
好帮手

儿童口腔科疾病分册

总主编 倪 鑫 沈 颖

主 编 朱 红 李克义

编 者（按姓氏笔画排序）

申丽丽 聊城市人民医院（聊城市儿童医院）

朱 红 首都医科大学附属北京儿童医院

刘 艳 首都医科大学附属北京儿童医院

许 凯 聊城市人民医院（聊城市儿童医院）

李克义 聊城市人民医院（聊城市儿童医院）

杜 辉 首都医科大学附属北京儿童医院

高艳霞 首都医科大学附属北京儿童医院

夏春鹏 聊城市人民医院（聊城市儿童医院）

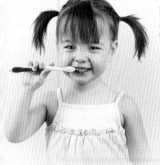

U0294983

社

图书在版编目（CIP）数据

儿童健康好帮手.儿童口腔科疾病分册/朱红，李克义主编.—北京：人民卫生出版社，2017

ISBN 978-7-117-24629-3

I.①儿… Ⅱ.①朱… ②李… Ⅲ.①儿童－保健－问题解答 ②小儿疾病－口腔疾病－诊疗－问题解答

Ⅳ.①R179-44 ②R788-44

中国版本图书馆 CIP 数据核字（2017）第 130433 号

人卫智网	www.ipmph.com	医学教育、学术、考试、健康，
		购书智慧智能综合服务平台
人卫官网	www.pmph.com	人卫官方资讯发布平台

儿童健康好帮手——儿童口腔科疾病分册

主　　编：朱　红　李克义

出版发行：人民卫生出版社（中继线 010-59780011）

地　　址：北京市朝阳区潘家园南里 19 号

邮　　编：100021

E - mail：pmph @ pmph.com

购书热线：010-59787592　010-59787584　010-65264830

印　　刷：北京顶佳世纪印刷有限公司

经　　销：新华书店

开　　本：787×1092　1/32　印张：6

字　　数：93 千字

版　　次：2017 年 7 月第 1 版　2017 年 7 月第 1 版第 1 次印刷

标准书号：ISBN 978-7-117-24629-3/R·24630

定　　价：26.00 元

打击盗版举报电话：010-59787491　E-mail: WQ @ pmph.com

（凡属印装质量问题请与本社市场营销中心联系退换）

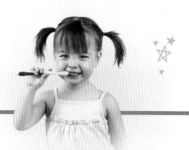

序

Preface

2016年5月,国家卫生和计划生育委员会等六部委联合印发《关于加强儿童医疗卫生服务改革与发展的意见》的文件,其中指出:儿童健康事关家庭幸福和民族未来。加强儿童医疗卫生服务改革与发展,是健康中国建设和卫生计生事业发展的重要内容,对于保障和改善民生、提高全民健康素质具有重要意义。文件中对促进儿童预防保健提出了明确要求,开展健康知识和疾病预防知识宣传,提高家庭儿童保健意识是其中一项重要举措。

为进一步做好儿童健康知识普及与宣教工作,由国家儿童医学中心依托单位首都医科大学附属北京儿童医院牵头,联合福棠儿童医学发展研究中心20家医院知名专家,共同编写了"儿童健康好帮手"系列丛书。本套丛书共计22册,涵盖了儿科22个亚专业中的常见疾病。

本套丛书从儿童常见疾病及家庭常见儿童健康问

题入手,以在家庭保健、门诊就医、住院治疗等过程中家长最关切的问题为重点,以图文并茂的形式,从百姓的视角,用通俗易懂的语言进行编写,集科学性、实用性、通俗性于一体。

本套丛书可作为家庭日常学习使用,也可用于家长在儿童患病时了解更多疾病和就医的相关知识。本套丛书既是家庭育儿的好帮手,也是临床医生进行健康宣教的好帮手。希望本套丛书能够在满足儿童健康成长、提升家庭健康素质、和谐医患关系等方面发挥更大的作用!

总主编
2017 年 5 月

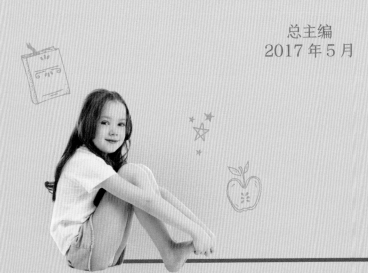

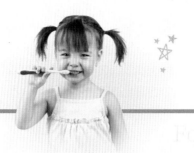

前言

　　口腔健康是儿童全身健康的重要组成部分,世界卫生组织衡量健康牙齿的标准是:牙齿清洁,无龋洞,无痛感;牙齿、牙龈的颜色正常,无出血;牙齿排列整齐。健康的牙齿也是健康文明生活的标志。牙列完整、唇颊丰满,则表情自然;缺失牙多、面颊塌陷,则面容苍老;所以,一口整齐的牙齿,不仅能为孩子的容貌加分,健康的牙齿、健康的牙周组织及健全的口腔功能在我们日常生活中起着重要作用,也是孩子身体健康的一个重要标志。

　　儿童龋齿及咬合异常等口腔疾病的发病率非常高。以龋齿为例,乳牙萌出不久即可患龋,患龋率自1岁起直线上升,7~8岁达到最高峰,且早期症状不明显,易为家长所忽视,由于儿童龋齿进展速度快,来就诊时常常龋坏已经很严重,治疗复杂和困难,而且孩子会很痛苦,不仅影响替换恒牙,影响孩子的生长发育,给孩子的日常生活和学习带来烦扰,更可能影响孩子的正常的生理及心理发育。因此,若能做到早期预防、早检查、早发现、早治疗,防患于未然,将会使孩子受益终身。儿童时期是口腔发育的关键时期,孩子的口腔健康与家长的知识密切相关,家长不仅要给孩子以关爱,还应该掌握一定的育儿知识和儿童口腔保健知识。

本书选择了我们在日常的诊疗过程中常遇到的问题,以及家长最为关心的问题、诊疗过程中需要反复向家长讲解的问题,以问答的方式选取了121个问题。在参考国内外最新研究的基础上,介绍了口腔疾病诊治的新观点、新技术、新方法。全书共分为三部分:家庭健康教育指导、门诊健康教育指导、住院患儿健康教育指导。编者注重了实用性、科学性、趣味性,用深入浅出、通俗易懂、图文并茂的表达方式对家长普遍关心的口腔常见病的预防和治疗的相关知识进行了介绍,为父母答疑解惑。希望广大家长能通过本书获得更多的知识,让孩子拥有健康的牙齿,灿烂自信的笑容,帮助孩子从小养成良好的口腔习惯,使孩子受益终生。

本书适合于广大的年轻父母们,也可作为儿童口腔保健工作者、基层医务人员和对儿童口腔保健感兴趣的医生的教材和参考书。

父母多一些常识,孩子就多一分健康!让我们一起为宝宝的健康成长保驾护航!

本书中可能存在疏忽不妥之处,恳请广大读者提出宝贵意见和建议。

朱 红

2017 年 5 月

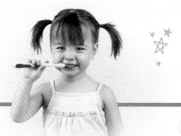

目录

Contents

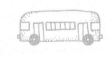

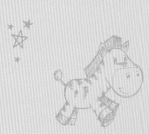

147 **PART 3**
住院患儿健康教育指导

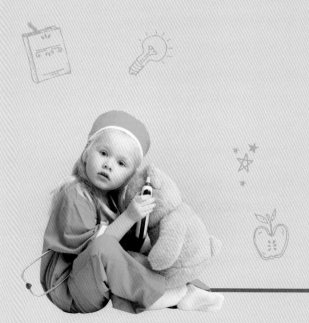

PART 1

家庭健康教育指导

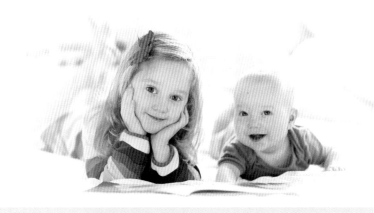

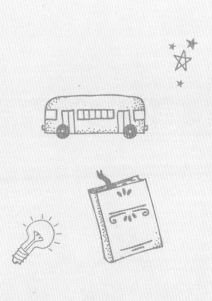

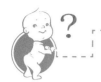

你知道口腔是由
哪些部分组成的吗?

误区:口腔就是由嘴唇、舌头、牙齿组成的。

口腔是人体的一个重要的器官,包括:

- 牙、牙槽骨、上下颌骨等硬组织;
- 唇、颊、舌、腭、咽等软组织;
- 嚼肌、颊肌、颞肌等肌肉组织;
- 颞下颌关节;
- 唾液腺、腮腺、下颌下腺、舌下腺等涎腺组织。

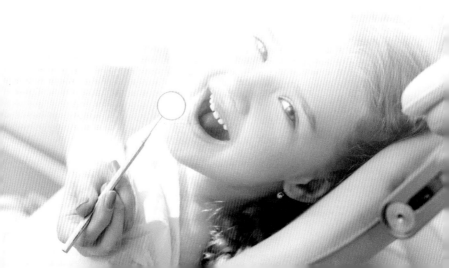

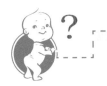

口腔有什么功能呢?

误区:就是吃饭、说话。

口腔是消化道的起始部分,是由上下颌骨、唇、颊、舌、腭和牙齿共同组成的一个重要器官,其功能主要有以下几个方面:

❀ **咀嚼和吞咽:**口腔内牙齿、牙槽骨、舌、颌骨及口周肌肉等是咀嚼器官,参与对食物的摄取、咀嚼和吞咽。

❀ **发音:**牙齿、舌头、唇、腭等是发音器官,参与语言功能。

❀ **味觉:**口腔的特殊感觉功能是味觉,舌是味觉的主要器官。味觉的感受器称为味蕾。主

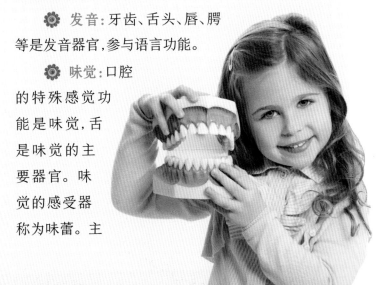

要位于舌体的有关乳头中,如菌状乳头、轮廓乳头、叶状乳头等,具有感觉酸、甜、咸、苦、辣等味道。

🌼 **参与消化**:腮腺、舌下腺、下颌下腺及各种小唾液腺分泌涎液,参与咀嚼和消化。

🌼 **表情**:口腔及口周肌肉还参与人类的表情功能,使我们能够表达喜、怒、哀、乐等各种情绪。

🌼 **容貌**:口腔因为在面部正中下方,其唇的外形、牙的外形、颌骨的形态等都会对面部容貌产生影响。

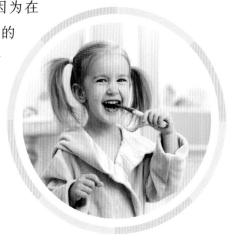

牙齿是怎样发育形成的?

误区:孩子牙齿容易得龋齿,家长问:现在补钙还来得及吗?

小宝贝大约在 6 个月左右开始长牙,因此会有家长误认为牙齿的生长发育是从这个时候开始。

一般来说,牙齿的发育经历生长期、钙化期和萌出期这三个阶段。

生长期:牙齿的生长发育是从胎儿期就开始了,6个月长牙的时候,已经是牙齿的萌出期了。正常来讲,牙胚的发育从胚胎第 6 周就开始了,先是逐渐出现 20个乳牙牙胚,在乳牙胚进一步发育的同时,也就是孕 5个月左右时,恒牙胚开始发生。牙胚就是由上皮细胞分化成的造牙器官。这是牙齿的生长期。如果这个时期出现问题,可能会有先天性牙齿缺失或多生牙。

钙化期:牙齿硬组织最初只是一种软的胶样物,随着钙的不断沉积,才慢慢钙化变硬,这是牙齿的钙化期。如果这段时期出现问题,会使牙齿的钙化不良,抗龋能力就会下降,直接导致易得龋齿。

萌出期:随着牙齿外形的逐渐形成,牙根逐渐发育,牙胚开始向口腔表面移动,并逐渐萌出牙龈,这时家长就会看到小牙齿逐渐长出来了,这一时期是牙齿的萌出期。

这里家长的疑问应该是牙齿钙化期的问题。牙齿钙化程度高,就说明牙齿硬,抵抗龋齿的能力强;反之,钙化程度低,牙齿的抗龋能力弱,就容易得龋齿。一般乳牙的钙化在母亲孕期 4~6 个月时进行,如果这个时期母亲钙吸收不好或缺钙,容易导致孩子乳牙钙化不良;孩子从出生到 2 岁左右是多数恒牙开始钙化的时期,如果这个时期孩子容易得病、晒太阳少、钙补充不足,则容易导致恒牙的钙化不良。所以,牙齿钙化是在牙齿萌出前就完成了,孕期的母亲和婴幼儿应该特别注意营养的全面,补充钙制剂和维生素,使牙齿能够健康发育。如果牙齿萌出后再补钙,效果甚微。

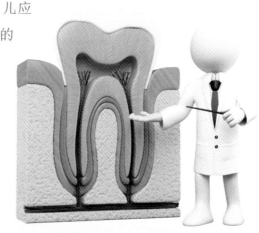

牙齿发育异常都有哪些表现？

牙齿发育异常种类比较多，包括牙数目异常、牙齿外形异常、牙体本身结构异常和萌出异常。

❀ 牙齿的数目异常：正常牙列牙齿数目为：乳牙列（3岁左右完全萌出）共20颗牙齿；恒牙列（16岁时）共28颗牙齿。还有4颗第三恒磨牙（即智齿），一般在18岁以后萌出。牙齿数目异常情况包括牙数多于正常数量、牙数少于正常数量，甚至先天缺失全部恒牙或乳牙。

❀ 牙齿的外形异常：指牙齿外形不正常的牙齿，包括两颗牙融合在一起的融合牙、肿瘤内含有发育异常的牙齿的牙瘤、牙齿上长出畸形牙尖、牙齿发育过小或过大、弯曲牙等。

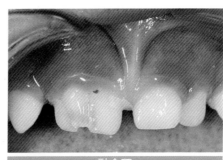

融合牙

❀ 牙齿的结构异常：牙

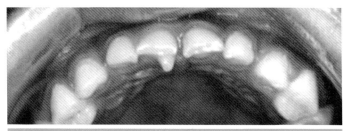

畸形牙尖

齿从外到内分为好几层,包括牙釉质、牙本质、牙骨质、牙髓等,牙齿结构异常主要是牙釉质及牙本质因各种原因没有发育好。会造成牙齿表面颜色的改变;牙面不光滑,有凹陷,甚至牙齿不完整,外形有缺失;牙齿容易磨损等。

🌸 牙齿的萌出异常:牙齿萌出有一定时间、一定顺序。牙齿萌出异常通常是以下情况:牙齿过早萌出、牙齿比正常时间晚萌出、牙齿没有在正常位置上萌出。萌出异常一般会有什么危害呢?

牙齿一般在牙根形成 2/3 时开始萌出,牙根长度基本发育完成时突破牙龈。如果牙根还没有发育牙齿就已经萌出称为早萌,因为牙根长度不够,支撑力不强,牙齿容易松动甚至脱落,并且牙根发育会受影响,无法长到正常长度、粗度。

牙根长度已经基本长好,但牙齿还没有长出来,是

迟萌。这时牙齿的萌出的力量不足了,有可能无法自己萌出,可能需要通过切龈或手术开窗牵引帮助其萌出。临床上最常见到

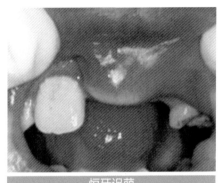

恒牙迟萌

"双排牙",也就是下前门牙替换时,恒牙在舌头一侧歪着萌出,乳牙没有被顶掉,造成"双排牙"的情况。还有第一恒磨牙(六龄齿)向前倾斜生长,多数会把前面的乳磨牙牙根顶吸收,造成前面的乳磨牙松动甚至过早脱落,而六龄齿会占据这颗乳牙的位置,造成替换这颗乳牙的恒牙没有地方萌出。

哪些因素会影响牙齿的发育？

　　家长都希望自己的孩子有一口健康、美丽的牙齿。但牙齿的生长发育是一个漫长而复杂的过程，除了遗传因素的影响外，妈妈怀孕期间的营养状况及环境因素会影响乳牙的发育，宝宝出生后营养摄取及全身健康状况会影响恒牙的发育。

　　从母亲怀孕6周乳牙牙胚开始发育到孩子出生后2岁左右，都是牙齿生长发育的关键期，在这段时期，怀孕的母亲如果有营养不良、钙吸收不良、糖尿病、梅毒等，都会影响胎儿的牙齿生长发育。因此，怀孕的母亲应增加营养，多补充蛋白质、维生素、钙等，保证身体健康，避免全身性疾病，给孩子一个良好的先天环境和身体基础。口腔保健工作不仅仅是从宝宝小时候做起，从妈妈怀孕的时候就要开始。

　　孩子出生后如果经常性高热、甲状腺功能异常、贫血、营养不良、佝偻病、先天性唇腭裂等，也会造成孩子恒牙的牙齿发育异常。孩子出生后到两岁内，除了保证孩子的正常饮食健康，还应该减少孩子得全身性疾病的几率,保证其营养的摄取,为牙齿正常生长发育提供良好的环境。可见,牙齿的好坏与全身的营养发育状况密切相关。

除了全身健康的影响,环境对牙齿的影响不容忽视。水源中某种物质含量过高可能会影响牙齿的发育。

人的一生有两副牙齿,20颗乳牙和28~32颗恒牙,乳牙的健康对恒牙的正常发育和萌出也是良性的引导。临床上经常看到乳牙外伤后,造成恒牙胚位置异常,牙根发育异常,从而恒牙无法正常萌出。乳牙严重龋坏,形成较大的根尖炎症脓肿甚至囊肿,不但造成恒牙胚的移位,而且可能侵蚀恒牙胚牙冠,造成牙冠釉质发育不良。因此,保护乳牙免受外伤的伤害、乳牙龋齿的预防与及时治疗都是非常重要的。

牙齿萌出过程中,一些耳鼻喉科疾病(如扁桃体肥大、腺样体肥大、慢性鼻炎等)和口腔不良习惯(如吮指、不良舌习惯、张口呼吸等),可能导致牙齿异位萌出及颌骨发育异常,需要积极治疗。

你知道乳牙齿萌出的
时间和顺序吗?

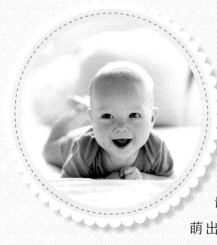

什么时候开始长牙呀？这是大多数父母非常关心的事。乳牙萌出是有一定时间和顺序的,随着儿童年龄的增长,牙齿逐一萌出:一般都是先长出下颌牙齿,后长上颌同名牙,两侧同名牙同时萌出,按前后顺序萌出。但在第三颗牙和第四颗牙的顺序会有所变化。

我们来看看乳牙萌出顺序:

🌼 最先萌出的是下切牙(下门牙),平均年龄是宝宝出生后第 6~8 个月;

🌼 然后是上中切牙(上门牙)8~10 个月;

❀ 接着是上颌侧切牙、下颌侧切牙,大约是在 10 ~ 12 个月;

❀ 前牙区牙齿都长出来后,顺序会有打乱,先长上颌第四颗牙及下颌第四颗牙,大约在 15 个月左右;

❀ 然后才长下颌第三颗牙和上颌第三颗牙,大约 18 个月左右;

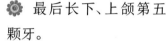

❀ 最后长下、上颌第五颗牙。

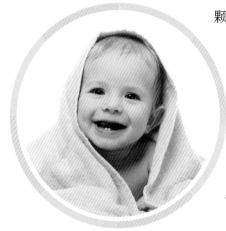

❀ 通常在 2.5 岁左右全部乳牙萌出。但是,由于个体差异,也有的孩子出牙早些或晚些,3 岁以内萌出完成都属于正常范围。

宝宝为什么迟迟不长牙？

宝宝怎么还不长牙呀？常常有家长询问这个问题。因为长牙代表着小宝宝要进入一个新的时期了，食物逐渐从单一的奶转为多种多样的食品了。大多数宝宝乳牙的开始萌出的时间是6~8个月左右，但不是每个宝宝牙齿萌出的年龄都相同。牙齿的萌出早晚，与遗传因素密切相关，也与孩子的体质、营养、性别、地区及其他因素有关，往往表现的个体差异比较大，现在临床上就诊患儿中，最小4个月就开始长牙，最晚也有的宝宝14个月左右才长出第一颗牙齿。所以，年轻的爸爸妈妈们看到自己刚刚几个月的孩子还没长牙，先不要太着急，只要孩子身体健康，大多在生理范围内都是正常的。

如果宝宝有罗圈腿、肋骨外翻等严

重缺钙症状,或者有严重营养不良、甲状腺功能减退等全身疾病,会影响牙齿萌出,一定要注意孩子饮食中营养的补充。

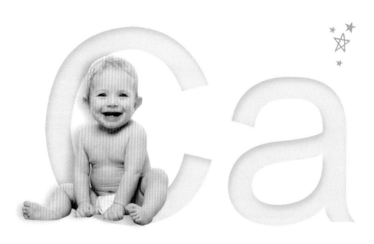

但是,也有极个别宝宝,因为一些全身疾病:如外胚叶发育不全、颅骨 - 锁骨综合征、遗传因素等,会导致部分牙齿先天缺失,即根本没有牙胚发育,牙齿就无法萌出了。牙齿先天缺失多见于恒牙,乳牙少见;大多孩子只是个别牙缺失,少数孩子可能全口缺牙。

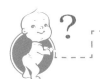

"马牙"是怎么回事？

　　上皮珠俗称"马牙"，不是真正的牙，而是未被吸收的牙齿残余组织（上皮组织）。胎儿时期，在牙齿发育到一定程度的时候，牙齿的一些组织（上皮组织）会在出生前崩解吸收，有些没有完全吸收，这些上皮组织会慢慢的角化变硬，在宝宝出生后慢慢长到口腔黏膜表面。家长可以在上、下牙槽骨牙龈的地方或上腭中线两侧处看到一个或几个白色、珍珠样、有光泽的瘤状突起，摸起来感觉比较硬。"马牙"是正常生理现象，不是病，不会影响婴儿吃奶和乳牙的发育。大多数"马牙"会在一岁内逐渐吸收或脱落，一般没有不适感，所以不用特殊治疗。

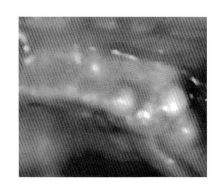

宝宝的舌头为什么伸不出来或伸出来有"沟"？需要做手术吗？

经常有家长问，"孩子的舌头尖怎么伸不出来？"或者有的孩子舌尖伸出来是"W"形，舌尖有一个深沟。再大点的孩子，大约 2.5 岁左右至 3 岁，会发现说话不清楚，舌头卷不上去，卷舌音发不出来。这是一种先天发育的畸形，叫舌系带短。舌系带是舌头下面黏膜在中线形成的连接舌下与齿槽嵴的一条纤维束，正常应该附着于舌腹中下部靠近舌根。如果舌系带附着的位置上移，连接到舌腹中上到舌尖位置，就会牵引限制舌尖的活动，导致舌头不能伸至下唇外侧，舌尖部伸出呈"W"形，严重舌系带短的孩子常会造成吸吮无力、咀嚼困难，发音异常。

关于舌系带矫正手术时间不能一概而论，要根据每个孩子的具体情况而定。如果出生时舌系带过短，影响宝宝吸吮母乳，应该尽早手术。其他情况根据对宝宝的影响程度决定。

舌系带短的婴儿，在长牙的时候，因为舌头受牵拉

不灵活,极易被新长出的牙齿磨破甚至形成溃疡,孩子非常痛苦,影响进食,多数需要进行舌系带延长术;也

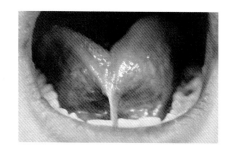

有部分孩子在说话的时候,由于舌尖不能卷至前腭部,影响卷舌音和舌腭音的发音,说话不清,必须进行手术治疗。

应该注意的是,婴儿期发现舌系带短,如果没有影响哺乳,可以先不行舌系带延长术,因为随着年龄的增长及牙齿的萌出,有部分孩子的舌系带会逐渐松弛,前部附着也逐渐相对下降,移至口腔底部,舌系带短的情况可以缓解。

孩子说话不清可能有多种因素,除舌系带因素外,大脑发育不全或自闭症等神经系统疾病、听力障碍等也会造成说话不清,还有一些孩子,没有器质性疾病,为功能性发音障碍。这些问题非手术能奏效,需要及时就医,准确判断及相应治疗。

总之,发现舌系带短,应该就诊检查,请专业的医师评估后,决定是否需要手术以及手术的时间和方式。

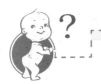

可以使用安抚奶嘴吗？

　　是否要给孩子用安抚奶嘴，一直是有争议的。现在，越来越多的人倾向于安抚奶嘴利大于弊。多数美国孩子几乎从出生开始就使用安抚奶嘴，并一直到两三岁左右。所以，中国妈妈们也可以使用安抚奶嘴。使用安抚奶嘴有什么好处呢？

　　首先安抚奶嘴能给孩子带来安慰：小宝宝，在适应陌生的环境时，会有烦躁不安易哭闹的表现，尤其在睡觉前。这时如果妈妈轻轻抱抱他、晃动他、播放轻柔的音乐等都不能使孩子安静下来，可以试试安抚奶嘴。安抚奶嘴会使孩子感到自我安慰而放松下来，慢慢停止哭闹，安静顺利入睡。许多妈妈担心小宝贝会对安抚奶嘴产生依赖，其实不用担心，大多数孩子到了6~9个月的时候，其他的兴趣增多了，就会自己主动戒掉安抚奶嘴的习惯。

　　其次，安抚奶嘴可以有效减少孩子的不良习惯的发生率。安抚奶嘴可以帮助孩子养成鼻呼吸的习惯，避免口呼吸；还有的孩子有吮指、咬下唇等以后难以戒除的口腔不良习惯,这些不良习惯是导致牙、颌骨发育畸形的重要病因,而安抚奶嘴的使用可以帮助避免这些习惯。

需要强调的是安抚奶嘴不是父母照顾孩子的替代品,不应让孩子一哭就用,可以在睡觉前或哭闹时间较长时适当使用。而且,安抚奶嘴不应使用太长时间,在孩子6个月的时候,吸吮的需求就会下降,可以逐渐减少使用安抚奶嘴,用其他玩具或磨牙棒等转移注意力,引导孩子逐渐戒除。

安抚奶嘴如何选择呢?材质上讲,最好是比较柔软坚韧不易破碎的,同时可以高温消毒的材料;外形选择接近妈妈乳头形状的,可以多试试,选择适合孩子的一款;当然,最重要的是,要从正规渠道购买合格的产品。

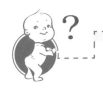

用奶瓶喂养宝宝时家长应该注意什么？

母乳是最好的食物,但部分宝宝会因为种种原因,采用人工喂养的方式。在使用奶瓶时,应注意以下几个方面:

🌼 **奶瓶方向**:使用奶瓶喂养,有可能因为奶瓶方向不正确等原因,造成孩子颌骨发育不正常。正确的方式应该是将孩子斜抱起,与地面成45°,奶瓶与孩子面部成直角略向下颌倾斜,这样,既不会压迫下颌,导致下颌后缩,又不会压迫上颌,导致上颌发育不足,下颌前伸。

🌼 **停用奶瓶的时间**:小孩子对奶瓶依赖很重,经常见到孩子都3、4岁了还在用奶瓶,其实这样容易造成孩子下颌前伸的不良习惯,因为大多数孩子在1岁以后逐渐要自己行走了,这时候如果仍然用奶瓶喝水、喝奶,孩子就需要把奶瓶竖起才能喝到。竖起的奶瓶会引导孩子下颌向前伸出吸吮,久而久之,孩子会形成下颌前伸习惯。下颌前伸习惯是导致反咬合的因素之一。所以,建议妈妈们在孩子1岁左右就可以逐渐停用奶瓶,改用水杯喝水或喝奶。

✿ 牙齿长出后应该注意刷牙:好多妈妈抱怨,孩子的上门牙在刚刚长出没多久,就很快有小黑点和褐色的斑块了,还会一块儿一块儿地掉,最后牙冠几乎都没了,这是怎么回事? 这就是龋齿,又叫奶瓶龋。大多是因为晚上孩子含着奶就睡觉了,乳汁附在牙面上,久而久之,牙齿被腐蚀,形成窝洞甚至牙体缺损。因此,孩子一开始长牙,就应该养成刷牙的习惯。因为夜间睡眠期间,口腔唾液分泌减少,自洁作用减弱,应该尽量减少夜间喂奶时间,并在孩子1岁以后,逐渐停止夜奶,保持牙齿的清洁,预防龋齿。

✿ 使用奶瓶喂养时,家长首先要注意奶嘴的清洗和消毒,消毒不及时或不恰当有可能引起真菌、细菌等微生物在口内的大量繁殖与聚集,尤其在孩子抵抗力较低时,有引起鹅口疮的隐患。

✿ 对小婴儿而言,口腔黏膜较薄,如果奶嘴长时间多次摩擦上腭后方黏膜,容易造成摩擦性溃疡,医学上称为贝氏口疮。

什么样的膳食有利于口腔健康?

　　总体而言,没有特效的"有利于口腔健康"的膳食,任何年龄阶段的儿童都应该遵循全面均衡的膳食原则。母乳喂养坚持到 1~2 岁,适时添加必要的辅食。从终生健康的角度来看,健康的饮食习惯以及饮食偏好要尽早养成,最好在 12 个月以内。

　　从防止龋齿的角度,应多食用富含纤维素的蔬菜水果类食物,这类食物具有"自洁性",有助于牙面的自我

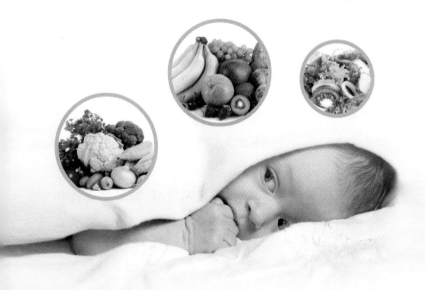

清洁。要减少脂肪和胆固醇的食物,糖盐适量。要少食用蔗糖及黏性的食物,这些食物的物理性状及化学性状导致其易于过久附着于牙面,形成致龋菌繁殖的"温床",

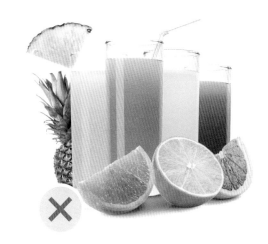

致龋微生物在这种"有利"的环境下可引起牙面脱矿缺损。此外,果汁类和软饮料类对口腔健康"百害而无一利",要尽可能减少这类食物的摄入。

　　除了膳食种类,更应该格外注意的是"易致龋"食物的摄入频次和摄入时间,要尽可能集中食用而不是随意食用。包括母乳,亦不建议随意喂养,尤其是在牙齿萌出后的夜间喂养,容易借助夜间密闭口腔环境增加龋齿隐患。

　　龋齿是一个慢性疾病,口腔清洁的维护至关重要,因此食用任何食物后都要注意加强口腔局部清洁,将各种"危险"因素扼杀于摇篮中。

宝宝为什么"流口水"？

从 4~6 个月开始,家长们会开始发现宝宝流口水的现象,下巴区域总是湿漉漉的,严重时还会出现长时间不愈合的皮疹。这究竟是怎么回事儿呢?

有一种现象叫"生理性流涎",指的是自宝宝出牙开始,腺体发育逐渐成熟,加之"出牙"这一事件又刺激了腺体分泌,导致短期内宝宝"流口水"的现象。随着宝宝年龄增长,口腔容量变大,吞咽反射日趋熟练,"流口水"的现象就会得到极大的缓解,这一持续的时间段因宝宝而异,自 1 岁到 3 岁均有可能。

家长要注意观察宝宝只是白天流口水,还是睡觉时也流口水,必要时要到医院就诊,排除口呼吸及其他呼吸系统疾患可能;除此之外,还要留意宝宝是否存在痛觉不敏感导致口水增多而不自知,从而口水流出的现象;也有少数宝宝存在智力发育障碍,导致流口水现象;有这些异常情况都要及时到相关科室就诊。

这种生理性流口水的现象家长可以不用过度担心,但要注意护理,避免皮疹。

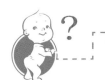

什么时候应该开始清洁口腔?

在孩子长牙前后,大约 6 月龄左右,家长就要开始为孩子清洁,没长牙之前可以拿手指头缠着纱布为孩子清洁和轻轻按摩牙龈,一方面帮助孩子适应口腔清洁措施,另一方面对长牙齿前的牙龈肿胀不适也有部分缓解作用。

孩子一旦开始长牙就要刷牙。长 1~4 颗牙之间可以使用指套牙刷,促进儿童适应,之后就应该使用牙刷,但可以适当选用一些符合相应年龄的儿童牙刷。使用牙膏有助于加强清洁效果,但是要注意牙膏的用量。

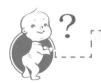

为什么要认真刷牙？

在我们的口腔唾液中有一种蛋白成分,会在牙齿的表面形成一层膜状物,口腔中的细菌附着在上面就形成了牙菌斑。宝宝进食后,食物残渣有不断沉积在牙菌斑上,又为细菌提供了营养,里面有可以导致龋齿的致龋菌,如果没有及时清除干净,时间长了以后,致龋菌会大量繁殖,发酵分解食物残渣,产生酸性物质腐蚀破坏牙齿,严重者牙齿表面的硬组织逐渐变软并缺损,也就是我们平常见到的龋洞。因此,菌斑控制对龋齿的预防相当重要。

如何控制牙菌斑呢? 刷牙是最直接有效的办法,刷牙可以及时有效地去除菌斑和牙面上的软垢,保持牙面的清洁,消除致龋细菌对牙面的腐蚀作用,降低患龋风险。同时通过刷牙时刷毛与牙龈组织的物理刺激,起到按摩牙龈的作用,维护并促进牙周健康。除了可以预防龋齿外,刷牙还可以借助某些牙膏的化学作用,可起到改善口气的效果。

提到刷牙,有些人也每天刷牙,但是效果不好,这就涉及是否是有效刷牙。刷牙次数上,一天至少刷两次牙;

牙刷应选择同年龄段儿童可以使用
的较小刷头的牙刷,可以在口腔
内灵活自如地活动;在孩子
较小年龄时,因为孩子的精
细运动还没有发育完善,所以
家长务必要帮助孩子刷牙,建
议家长帮忙刷牙至合适年龄,一
般是5~6岁左右,许多家长没
有认识到这一点,放手让孩子自
己刷牙,结果刷牙的效果很差,引
起龋齿的发生。即便孩子完全可以自
己刷牙了,家长也一定要在孩子刷牙后进行检查,这些
行为都有助于孩子养成受益一生的好的口腔卫生习惯。

　　此外,如果孩子的牙齿排列比较紧密,应该像大人
一样开始使用牙线,用牙线更方便清洁牙齿邻接面的软
垢,可以有效减少邻接面龋坏的可能。

　　同时,刷牙习惯一定要和饮食习惯相结合,要注意
饮食均衡,不随意喂养,不喝夜奶,晚上刷牙后不要再吃
东西。这些细节和习惯的养成,都要靠家长不断更新自
己的观念和意识,一切以保护孩子的口腔清洁和健康为
出发点。

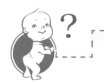

怎样帮助小婴儿刷牙?

有不少家长认为,小婴儿太小不能刷牙,这是非常错误的观念。小婴儿大概是 6 个月左右长牙,长牙后就应该养成定期刷牙的习惯。这一点儿都不"太早",养成刷牙习惯的年龄越早,孩子越易于适应。萌出 1~4 颗前牙时可以家长先使用指套牙刷帮助孩子适应这个过程,之后应尽快换用儿童牙刷,以达到较好的清洁效果。

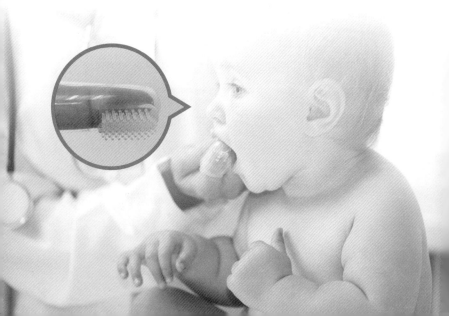

在是否使用牙膏方面,
最新的文献支持一开始就
要使用儿童牙膏,但牙膏
的用量应精细控制:2岁
以内的孩子使用米粒大
小,一薄层牙膏即可,
这样即使孩子
不会吐出
牙膏也
不 会 对
身体造成不良影响。

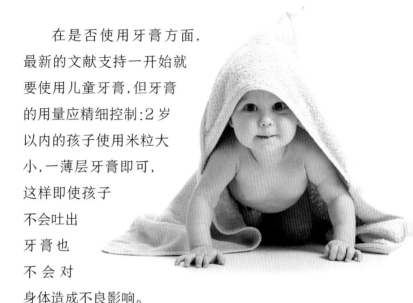

给小婴儿刷牙时,要注意找到一个父母和孩子都感
觉舒适的位置,比如,可以让婴儿与妈妈同方向,躺在妈
妈腿上,对牙齿进行逐个清洁。孩子牙缝紧密的,还要辅
以牙线清洁。家长自己要坚信刷牙的必要性和孩子的适
应能力,这样才能养成有效的长期刷牙习惯。

如何合理选择牙膏及牙刷?

除非生活在高氟区,众多证据支持使用含氟牙膏。大量文献及实验证明了氟化物防龋的有效性和高效性,而且氟化物防龋的机制主要是通过局部机制,而局部应用中最被广为推荐的就是含氟牙膏了,市面上有各种品牌的含氟牙膏可供选用,只是应用于小朋友时要额外关注一下每次的用量。

牙刷的选择涉及刷头大小、刷毛形状及刷毛质地。刷头的原则是大小合适,相对而言小一些的刷头能有助于灵活地刷到牙齿各面。刷毛软硬适中,刷毛过软起不到清洁的效果,过硬则有可能造成牙龈的损伤。至于刷毛的形状,根据具体的目的不同,除了常规牙刷以外,还有牙缝刷和正畸牙刷等特殊种类。

与牙刷和牙膏的选择相比,更为重要的其实是刷牙方式、刷牙频率及开始刷牙的时间。

怎样刷牙不伤牙齿？
何时刷牙最重要？

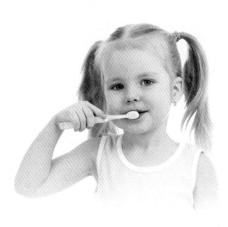

目前推荐有多种刷牙方法，比较简单易学的包括巴氏刷牙法(短横颤动法)、竖旋转法，切忌使用横刷法。短横颤动法通过对牙周组织的接触按摩维护牙周组织的健康，竖旋转法可有效去除菌斑软垢。横刷法容易造成对牙龈的损伤及牙齿颈部的非正常磨损，有可能形成楔状缺损，一定要注意避免，但是由于横刷法比较简单，所以在人群中广为流传，这点是在对孩子刷牙的教授过程中需要额外注意的。

关于刷牙时机的选择，提倡早晚刷牙。早间刷牙有助于清除夜间的代谢产物及保持口气清新，晚间刷牙可以保证夜间睡眠时牙齿上没有残留的碳水化合物，减少微生物发酵产酸的机会。刷牙时间最少 3 分钟,要保证牙齿的四个面都刷到,而且要结合使用牙线清除牙齿相邻面的残渣软垢。尤其对小朋友而言,除刷牙外还要保证夜间刷牙后不再进食,否则刷牙的效果最终将功亏一篑。

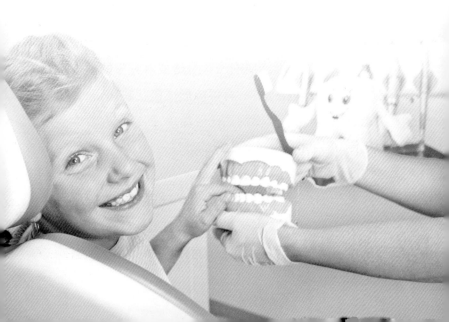

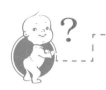

怎样注意新生儿的口腔保健？

新生儿口腔内没有牙齿,清洁主要以针对软组织为主,目的主要是保持口腔卫生和促进婴儿尽早适应口腔清洁活动,要遵循轻力原则和定期习惯。此外,奶瓶喂养时也要轻力,避免因奶嘴频繁接触上腭特定位置引起贝氏口疮。在为小婴儿清洁牙齿的过程中要注意留意口腔中是否有马牙子、新生牙、诞生牙等异常现象,必要时及时就诊。如果舌系带过短影响喂养,也要到医院就诊咨询专业医师的建议。

此阶段婴儿口腔的清洁不需使用牙刷牙膏,可手指缠绕医用纱布蘸清水清洁即可。

关于给新生儿清洁口腔的姿势,以父母与婴儿双方均舒服为原则,可以不拘泥于形式与时间,双方都舒适的位置才有助于长期习惯的养成。

漱口水有什么用处，
可以经常使用吗？

漱口水作为辅助性控制菌斑措施，主要利用的是抗菌药物的抑菌机制，比如常用的复方氯己定含漱液，通过和菌斑中细菌的细胞壁结合，抑制细菌活力，从而达到控制菌斑的效果。

漱口水使用方便，所以应用较广，但其只能作为辅助措施，口腔治疗的必要性和刷牙的效果是含漱液不能替代的。牙周炎患者必须要进行必要的刮治洁治。对普通人来说，作为日常控制菌斑最有效的措施还是刷牙和使用牙线。

此外还有一些特殊效用的含漱液，比如，含氟漱口液可以作为氟剂补充的有效方式，实施起来较为简单，

但一定要注意年龄及
用量。尤其有一
些含有某些生
物提取液的漱
口水宣称有缓
解牙龈炎症的
效果,均应在医
师指导下使用。
一些患者认为漱口
水能有效改善口气,但还
是建议做详尽的检查及必要的治疗后在医师指导下使
用,不然反而有可能掩盖原有的口腔疾患。

　　针对儿童来说,漱口水一般推荐给有特殊需求的患
者,不建议儿童使用或长期使用。

怎样使用牙线清洁牙间隙?

刷牙的主要清洁范围包括牙齿的唇颊面及咬合面,但牙齿的邻接面刷牙有时涉及不到,尤其对于拥挤牙列,必须使用牙线辅助清洁。

牙线有不同的粗细与规格,常见的包括含蜡与不含蜡的牙线,前者较后者光滑,后者更有助于去除较大的软垢。使用牙线时,将牙线绕在双手中指,以拇指和食指操作牙线在牙缝间上下移动,依次将相邻牙齿邻接面的软垢清除。每个牙面操作3次左右。更换牙体位置时要同时更换为未使用过的牙线。初使用牙线者可使用带有手柄的牙线棒,操作上略为简易一些。

牙线要配合刷牙频率,每天使用2~3次,在刷牙前使用。此外,如果使用牙线时牙线有拉毛现象,提示有邻面龋可能,应及时就医。

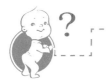

什么是牙菌斑？

牙菌斑是牙面上的一层牙面沉积物，可于刷牙后24小时内产生，由获得性膜和附着于其上的细菌组成，是"由千百万微生物肩并肩构成的细菌性胶冻"。根据菌斑的位置，可分为龈上菌斑与龈下菌斑。龈上菌斑与龈下菌斑的优势菌群不尽相同，致病机制和引发的疾病也不相同。平时提到较多的一般是指龈上菌斑。

牙菌斑是龋齿及牙周病发生的必要因素。菌斑上的致龋菌通过发酵食物中的碳水化合物产酸，引起牙面釉质的脱矿，当脱矿越来越严重，牙齿本身的脱矿与再矿化平衡被打破，从而引发龋齿。

因此，控制龋齿或牙周炎的重要步骤之一就是控制菌斑，包括物理控制与药物控制。物理控制即通过刷牙和使用牙线清理牙齿各位置的菌斑和软垢，必要时还要到医院使用特定的工具进行洁治与刮治，以清理刷牙和牙线无法清除的部分。药物控制主要是一些漱口液和口服的抗生素。

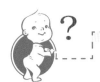

乳牙什么时候开始替换?

　　乳牙的替换,代表孩子又要进入一个新的成长阶段了。乳牙替换的年龄也是有早有晚,一般5岁半到6岁开始替换,到12~14岁左右全部替换完成。因为个体差异,牙齿替换开始的年龄也有很大差异,最早有4岁3个月,第一颗恒牙萌出,晚的也有7岁半左右才开始换牙。牙齿替换年龄与遗传、性别、营养、饮食等密切相关。

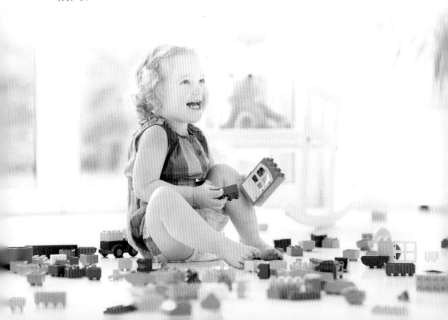

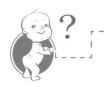

新牙长出来，
旧牙不掉怎么办？

在宝贝替牙期，妈妈们有时会看到"双排牙"的情况，即新牙已经长出来了，但乳牙还没脱落，叫乳牙滞留。平时父母可以让孩子多吃一些耐嚼的食物，保持对乳牙的良好的刺激作用，促使乳牙顺利脱落。如果出现"双排牙"的情况，乳牙占据着正常位置，导致恒牙没地方长，而长到其他地方，最后会长"歪"了。应该尽早把未脱落的乳牙拔除，利于恒牙自行调整到正常牙位上。

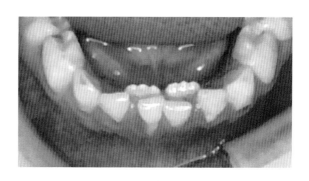

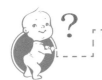

乳牙过早脱落怎么办?

牙齿在替换的时候,都是按照一定年龄、一定顺序进行的。有一些乳牙,可能因为外伤、严重龋齿或者邻近的恒牙异位萌出等导致乳牙过早脱落(常见第一恒磨牙近中异位萌出导致第二乳磨牙早失),而要替换这颗乳牙的恒牙胚牙根发育不足 2/3,未到萌出年龄,这种情况叫乳牙早失。乳牙早失后,相邻的两侧牙齿会向失牙间隙倾斜,使间隙减少,将来要替换的恒牙萌出时位置不足,而出现恒牙萌出受阻、异位等,出现牙列拥挤错殆畸形。乳牙早脱应该及时就诊检查,有些乳牙过早脱落或因为严重龋齿拔除,需要做间隙保持器,保持住缺牙间隙,有利于今后恒牙的萌出。

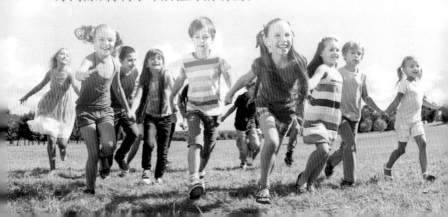

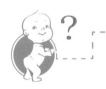

新长的牙齿表面有白色斑块或者"小坑"是怎么回事?

牙齿的表面有一层特别坚硬的釉质层,我们的牙齿才可以咬各种比较硬的食物。正常情况下,牙釉质是透明的,牙齿表面看起来是淡淡的有珍珠光泽的微黄色。但是,如果牙釉质在生长发育过程中钙化不良,牙釉质就会出现一种白色不透明的斑块,甚至有局部的缺损,也就是牙面有"小坑"。

造成恒牙钙化不良的原因有很多,多数是在牙齿钙化期,即出生~2岁的婴幼儿期,有全身的营养不调,包括缺钙、磷、维生素A和D等;或有全身的感染,包括猩红热、肝炎等,导致机体钙吸收不良,影响牙体组织的钙化。这是儿童在某一时期发育受到障碍的记录,并不表示现在的机体状况。牙齿长出来发现后,患儿再补钙或维生素,已经没有什么治疗意义了。如果觉得影响美观,可以通过修复治疗美化牙齿。

新长出的前牙为什么
像"锯齿状"？

宝宝在换牙的时候,许多细心的家长会发现,新长出的牙齿切端不平,是锯齿状的,跟爸爸妈妈不一样。家长不要紧张,这是正常的牙体组织,专业术语叫"切缘结节"。正因为有了锯齿状的切嵴结节,牙齿才能够突破牙龈,萌出于口腔。随着牙齿进食食物,发生磨耗,切嵴结节会慢慢变平,和成人的牙齿外形接近了。

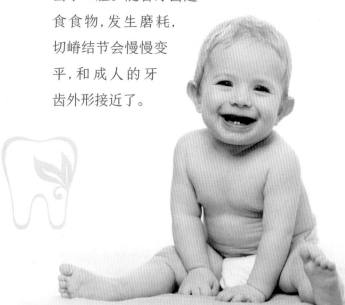

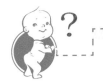

儿童晚上睡觉时磨牙
是怎么回事?

　　家长有时候会被患儿夜间磨牙的声音惊醒,常常会困惑是怎么回事。儿童晚上睡觉会磨牙,是一种很常见的临床病症,尽管各地区发病率各有不同,但总体约有30%的10岁以下的孩子有夜磨牙情况。有人说孩子夜磨牙就是肚子里长蛔虫了,但这一说法并没有在临床上得到证实,国外研究结果,夜磨牙症的孩子与非夜磨牙症的孩子的消化道致病性寄生虫感染率并无明显差异,说明夜磨牙的孩子的消化道致病性寄生虫感染情况并不高。所以,有些家长认为,孩子夜磨牙就要驱虫,并不可取。可以先到医院做寄生虫的检查,根据医师的指导服药。

　　那夜磨牙病因到底是什么呢? 目前认为夜磨牙与心理、精神因素对神经的影响有关,患儿情绪紧张、有学习考试的压力时也有可能体现为夜磨牙;同时,咬合不正、咬合干扰以及一些全身性疾病(如过敏、内分泌紊乱、营养不良以及消化系统疾病等)都可能导致磨牙症

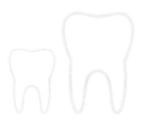

的发生。10岁以下的孩子，神经系统尚未发育完善，也是夜磨牙的可能病因。所以，在排除消化道致病性寄生虫存在以及全身性疾病后，可以先观察，避免患儿在睡眠前兴奋、恐惧、心理压力等。如果仍然有持续、严重的夜磨牙，可以到口腔科进行咬合干预，首先进行调𬌗，解除咬合干扰。如果夜磨牙的症状比较严重，可看到咬合面的磨损，可戴用软𬌗垫以保护牙面免于过度磨耗，引起牙本质敏感或关节症状。

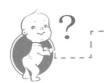

孩子经常咬嘴唇有哪些危害，
如何纠正？

　　口腔周围有很多肌肉,包括唇、舌、颊等,这些肌肉的相互平衡才能维持牙弓形态的正常。如果打破平衡,就会产生各种错𬌗畸形。咬下唇,上前牙会对下唇及下颌前牙区产生向舌侧的力量,从而导致下前牙的舌倾、拥挤、下颌后缩,发育不足;而同时反作用力会使上前牙区会产生向唇向的力,导致上前牙唇倾、前突,严重时上前牙覆盖在下唇外侧,导致正常状态下上下唇不能闭合,上前牙露在唇外,形成一种"开唇露齿"的错𬌗畸形状态。咬唇习惯还会因长期摩擦导致唇增厚外翻,影响美观。

　　咬下唇是一种口腔不良习惯,会造成颌骨、牙颌的畸形,应该予以治疗。但是,大多咬下唇的孩子都表现有胆小、认生、内向,因此,应首先采取心理治疗的方法。这种方法

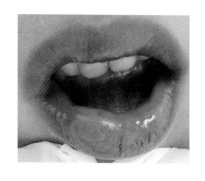

需要家长的配合,家长不要过多理会孩子的不良习惯,不要过多地表现出对咬唇习惯的不安和焦虑,平时不过多地提醒孩子,以免在意识上强化孩子的不良习惯。可以带孩子多参加集体、户外的活动,培养孩子朗读、唱歌等爱好,逐渐克服不良习惯。

如果孩子的不良习惯很顽固,可以到医院进行正畸治疗,戴用唇挡、前庭盾等矫正器来矫治,效果很好。

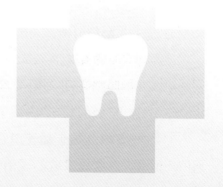

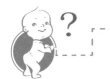

孩子睡觉姿势与面部发育
有关系吗?

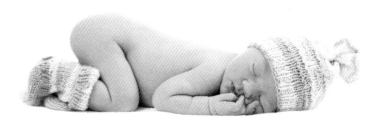

孩子从出生后 6 岁以前,尤其在 1~2 岁间,颅骨的生长发育特别迅速,到 6 岁时可发育完成成人颅骨体积的绝大部分。面部的生长发育速度较颅骨相对缓慢,当牙齿发育和萌出时,尤其是恒牙陆续萌出时面部的增长才加快。最终使颅、面发育达到协调。所以,胎儿和婴幼儿时期是预防错𬌗畸形的重要时期。

儿童时期的睡眠时间较长,婴幼儿会更多些,应特别注意婴儿的睡眠姿势,需经常调换。如果总是一个姿势睡觉,长期偏向一侧睡觉,或经常用手、肘或拳头枕在一侧的脸下或平时有托腮思考的习惯,都会妨碍𬌗、颌、面的正常发育及面部的对称。

婴儿喂养期怎样防止面部畸形?

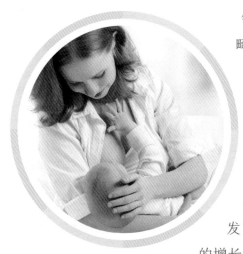

错𬌗畸形是一种发育畸形,病因较复杂。而大多数孩子的错𬌗畸形是由后天环境因素引起,因此错𬌗畸形中的多数类型是可以预防的。婴幼儿期,牙齿开始发育和萌出,此时面部的增长加快,因此,胎儿和婴幼儿时期是预防错𬌗畸形的重要时期。

妊娠期母体的营养不良或患病会造成胎儿牙颌面发育不良或发育异常,例如若怀孕后 2 个月感风疹,胎儿出生后患牙颌畸形、乳牙迟萌、牙齿数目、形态异常以及颌骨发育紊乱的几率明显增高;传染性疾病如梅毒也能引起胎儿出生后的牙颌畸形;怀孕期间营养缺乏也会引起多种颜面部和牙齿畸形;维生素 A 缺乏和维生素

B_2 可能发生唇腭裂畸形等。因此预防面部畸形要从母亲妊娠初期自身的饮食开始。

胎儿牙齿的生长发育大致可分为牙胚的形成和钙化、牙冠的形成、牙根的形成等几个阶段。全部乳牙牙胚及部分恒牙牙胚（切牙、侧切牙、尖牙和第一恒磨牙）的形成和钙化是在胚胎期。婴儿出生时,其上、下颌骨内已有 20 个乳牙胚和 16 个恒牙胚。可见,妊娠期对于牙齿的发育及出生后牙齿的萌出情况都有很大的影响。这一时期,孕妇应注意自身的调养,注意母体的营养保健,多补充蛋白质、维生素 A、D、钙等,防止病毒感染,保证胎儿正常的生长发育。胎儿在出生时,应防止生产时的外伤。

孩子出生后,要注意婴幼儿的喂养。对婴幼儿进行合理的喂养及采取正确喂养姿势是非常重要的。婴儿期尽量提倡母乳喂养,因母乳中富含蛋白质、碳水化合物、脂肪、维生素、酶和各种抗体,不仅利于吸收,还可以预防许多疾病,如佝偻病、贫血等;如不得已采用人工喂养时,最好能使用近似母亲乳头的奶嘴,奶嘴的开孔不可过大,直径以 1~2 毫米为宜,注意喂养的姿势和方法;婴儿半岁后应辅以其他食物,逐渐增加咬合功能运动,从而刺激颌骨的正常发育。儿童能够咀嚼食物后,适当吃些稍硬而易消化的食物,例如粗粮或含粗纤维多的食物,以锻炼咀嚼肌,促进颌骨的正常发育。防止单侧咀嚼,预防面部发育畸形。

科学的饮食是预防牙颌畸形的重要部分。应适当控制甜食、零食,注意补充营养,预防龋齿,保证牙列的完整性;科学饮食,注意食物的多样性,防止佝偻病、消化不良、甲状腺功能减退、垂体性巨大症等急慢性全身性疾病以及鼻咽部慢性炎症等耳鼻喉科疾病对牙、颌、面生长发育的影响,保证牙齿的正常生长发育及萌出替换。

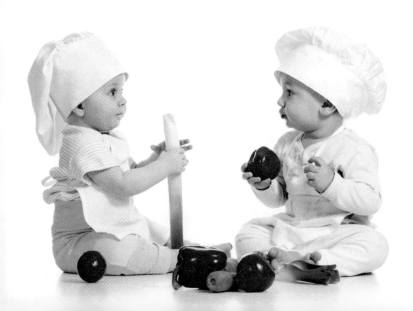

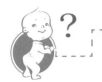

婴儿吮指需要纠正吗?

有些家长看到小婴儿吃手指,有的小宝宝还吃得津津有味的,非常担心,怕是一种不良习惯。小婴儿吮指是否能成为不良习惯,进而影响口腔颌面部的发育,是要根据具体情况而定的。

婴儿期在 2 岁以内正在"口欲期",在这个时期,孩子会用嘴尝试各种东西,小手指、小脚丫、各种玩具等等。这是孩子正常的心理需求,暂时性的,大多数孩子不会发展成吮指习惯。因此,家长只要注意观察孩子,如果吮指动作逐渐减少,那么吮指习惯就会终止。相反,如果吮指习惯顽固,并且不断加重,就可能引起孩子的牙列和骨骼发生变化。

许多儿童在学龄前会停止吮指习惯,如果在 6 岁前终止这习惯,那么其对咬合造成的不良影响通常是可逆的。如果 6 岁以后仍有这一习惯,那么在牙齿完全替换完成后咬合关系会不正常。因此,如果 6 岁后,孩子仍然有难以控制的吮指习惯,就需要到医院进行治疗。

在纠正不良习惯的时候,应该重视孩子的心理状

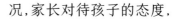

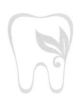

况,家长对待孩子的态度,也是孩子终止不良习惯的重要因素。通常,家长会对孩子的不良习惯及其可能产生的后果表现出过分不安,这种焦虑会导致家长对孩子的责备和惩罚,而进一步加重了孩子的紧张情绪,加重不良习惯的持续。因此,在孩子克服不良习惯之前,家长应该创造良好的亲子关系和家庭氛围,减除孩子的不良情绪;同时家长应注意不理会孩子的不良习惯,并且不去提醒孩子,以免在意识上"强化"了孩子的不良习惯。面对这样的孩子,可以与孩子讨论不良习惯的问题以及治疗后可能达到的效果,使孩子意识到吮指习惯的危害并接受治疗,逐步终止不良习惯。

为什么吃糖容易"蛀牙"？

吃糖"蛀牙"的观念深入人心,然而其导致"蛀牙"的机制大部分人还是不十分清楚,糖引起"蛀牙"要在细菌的主导下进行。致龋菌可以利用糖作为底物,发酵产酸,酸聚集于牙面上,破坏了牙面脱矿与再矿化的平衡,从而引发了"蛀牙",在医学上称作龋齿。

除了糖的上述化学性状,其物理性状比较黏,容易附着于牙面,而且吃糖时从开始到糖完全溶解的时间也较长,在这一过程中增加了糖与牙齿的接触时间,而时间也是导致龋齿发生的重要因素之一。

家长往往强调"不能吃糖",其实还是存在一定误区的,对儿童尤其是低龄

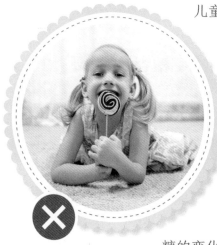

儿童而言,完全不吃糖是做不到的,而且也"不合常规",与吃糖绝对数量多的危害相比,吃糖频率的控制更为重要,要给孩子养成定期吃、集中吃的习惯,吃后及时清洁牙齿。

除"糖果"外,还要注意糖的变化形式,如甜饮料、奶粉食物中添加的糖,零食中添加的糖,从某种意义上讲,这些"隐性"的糖危害性更大。

另外,广义来说,多糖类的淀粉类食物也有一定的致龋性,从这个意义上来说,没有绝对的致龋食物,饮食种类及饮食习惯的监管应不断调整。

儿童多吃零食对牙齿有什么影响?

零食的危害显而易见,比如影响正餐的进食,影响儿童的消化系统及全身发育等,也有不少家长开始认识到零食对牙齿的影响,但重视程度还远远不够。

零食的化学成分多为碳水化合物,还有一些糖类添加剂等,这些成分都可以作为致龋菌发酵的底物,导致产酸引起釉质溶解;此外,零食的物理性状多为黏性,附着于牙面后不容易被清洁,这些都是致龋的危险性状。

从进食频率上来看,零食不像正餐那样饱食后就通过反射抑制再进食,经常存在进食过多的隐患,而且,零食因其口味的讨巧性,儿童往往容易产生依赖性,这样,零食由于进食频率高,与牙面接触时间长,口腔清洁的维持更为困难。如果在夜间食用,由于夜间口腔密闭环境唾液分泌量低,对牙齿健康的危害性更大。

多吃钙片对牙齿发育有好处吗？

发现孩子的龋齿后,不少家长认为是缺钙造成的,本着"亡羊补牢为时未晚"的想法,要给孩子补钙。但事实上这里存在着很大的误区,补钙和龋齿之间并不存在那么显而易见的关系。

同其他组织器官的发育一样,牙齿的发育也需要均衡的营养,但均衡营养并不一定意味着盲目补钙。当家长发现宝宝出现龋齿时,牙冠的矿化过程早已结束了,即便牙齿由于营养缺乏造成釉质发育不良,此时补钙也无济于事。唯一的积极意义在于,如果患儿真的营养缺乏或缺钙,此时的补充有益于正在发育中的恒牙胚的钙化。

恒牙的牙冠矿化最早的为六龄齿,始于出生时,其他牙齿陆续在 1～2 岁内开始矿化,8 岁之前所有牙齿的矿化都基本完成,从这个意义上来说,8 岁以后补任何形式的钙都和牙齿发育无关。

回到补钙这个问题上来,服用钙片的绝对指征是缺钙,而缺钙会造成一系列的临床症状与体征,有关缺钙的诊断和服用钙片的处方都要咨询儿科医师。

乳牙替换的阶段应该注意什么?

孩子该换牙了,多数孩子也是在这个阶段开始学校生活了,预示着孩子又进入了一个生长发育的新时期。

❀ 这个阶段要保证饮食营养的全面,多进食粗糙的耐嚼的食物,不但能保证牙齿及颌骨的发育,而且可以促进乳牙的脱落,让孩子拥有一口健康整齐的牙齿。

❀ 要注意观察乳牙是否有滞留或早失。

乳牙脱落有一定的时间和顺序,如果到了替换年龄仍未脱落,称为乳牙滞留。临床上常见"双排牙",即乳牙还没掉,恒牙在乳牙内侧或外侧长出,长成双层牙。如果遇到这种情况,应及时拔除乳牙,利于恒牙萌出到正常位置。但是乳牙在应该脱落之前就脱落了,称为乳牙早失。临床常见外伤导致的牙齿无法保留需拔除、龋齿严重无法治疗需拔除、第一恒磨牙近中倾斜异位萌出导致第二乳磨牙早脱落等情况。因为乳牙早脱,它的继承恒牙还没有

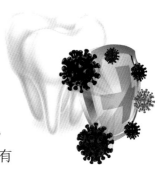

萌出,往往会造成缺牙间隙两侧邻牙向空隙处倾斜,使缺牙间隙变小,继承恒牙因间隙不足,不得不错位萌出,造成牙列拥挤。因此,如果有乳牙早失现象,应根据具体情况及时做间隙保持器保持间隙,直至恒牙萌出。

❀ 注意观察恒牙萌出是否困难或有过早萌出。如果乳牙脱落 6 个月以上恒牙仍没有萌出,或正常顺序其他同名牙齿都已经替换完了,仍未能萌出的恒牙,就应该带孩子到医院进行检查了。有个别孩子可能没有恒牙胚,即先天缺失恒牙胚,需要以后酌情做修复治疗;也有的孩子乳牙早失,恒牙胚上覆盖的牙龈组织太硬太厚了,导致恒牙无法萌出,需要手术切开表面的牙龈组织,帮助其萌出;还有的小朋友,因为以前有较严重的乳牙外伤、乳牙根尖炎症形成根尖脓肿、多生牙或牙瘤等异常组织阻挡恒牙胚萌出道,造成恒牙萌出受阻,则需要手术配合正畸牵引帮助牙齿萌出。

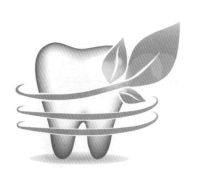

正常牙齿发育到牙根的根长形成 2/3 以上,开始萌出。如果恒牙萌出时牙根形成不足,就是过早萌出,大多是因为乳牙各

种原因早失所致。恒牙早萌,会导致恒牙胚牙根形成不良,恒牙易松动,咬硬物无力。早萌的牙齿,需要早发现,必要时使用阻萌器阻止其萌出,但需要定期观察。

　　✿ 注意预防和治疗龋齿。

　　人的一生有两套牙齿,乳牙伴随孩子十几年,牙齿替换后,恒牙萌出将要陪伴我们终生。所以预防龋齿,尤为重要,一定要注意培养孩子良好的口腔卫生习惯,可以使用含氟牙膏防龋,并多进食芹菜、玉米等粗纤维的食物,保持牙齿清洁。

　　有些家长认为,乳牙以后总会换掉的,龋齿不用治疗,这种观点是错误的。龋齿会腐蚀牙冠,造成乳牙牙冠缺损,尤其近远中的缺损导致乳牙冠长度不足,间隙减少,恒牙萌出位置不足,引起错位萌出;龋齿严重,引起根尖炎症,会影响位于乳牙根方的恒牙牙胚的正常生长发育,甚至导致恒牙胚位置异常,无法自行萌出等。因此,发现龋齿,应该及时治疗。

　　值得注意的是,大多数孩子在六岁时,会在全部20颗乳牙的后方新长出一颗新的磨牙,是第一恒磨牙,又叫六龄齿。因为六龄齿的位置靠后,容易被孩子和家长忽略,同时,因为六龄齿咬合面大多有较深的窝、沟、点、隙,不易清洁干净,所以是最容易龋坏的恒牙,应该进行重点防护。

❀ 在替牙期预防错殆畸形,可以起到事半功倍的效果。

替牙期间,如果发现孩子有口腔不良习惯(包括吮指、咬上、下唇、咬异物、不良舌习惯、张口呼吸、偏侧咀嚼等)、耳鼻喉科疾病(扁桃体肥大、腺样体肥大、慢性鼻炎等),需要及时治疗,避免因此导致牙颌畸形。

一些孩子在替牙期发现有以下错殆畸形,比如前牙的反咬合、上颌骨发育不足、门牙90°扭转、一侧后牙反咬合、下颌严重后缩、恒牙埋伏无法自行萌出、严重的拥挤等,需要及时的正畸治疗,减轻错殆畸形症状,为恒牙期Ⅱ期正畸治疗打下基础。

❀ 替牙期应防止恒牙外伤。

替牙期的孩子,正是活泼好动的年龄,加上一些对抗性的体育活动,比较容易发生牙外伤。如果孩子参加了身体接触比较激烈的活动,可以考虑到医院给孩子做一个运动护齿套保护牙齿,就像许多国外篮球赛运动员戴的,孩子容易接受;如果牙齿不幸磕伤,应该尽快到医院进行检查,医师会根据伤情给出治疗和注意事项;如果牙齿严重磕伤,完全从牙槽窝脱出来,应找到伤牙,泡在牛奶里或含在嘴里,及时就医。

为什么刚换出的门牙有牙缝?

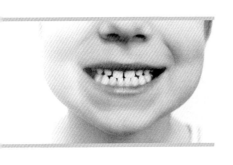

　　宝宝开始换牙了,许多妈妈发现,宝宝换出的大门牙怎么中间有牙缝,甚至有的宝宝的大门牙像八字一样呈扇形分开,向两边撇,很难看,妈妈很担心。出现这种情况可能有以下几个原因:

　　🌼 是一种替牙期暂时性错𬌗。这种上中切牙间隙,我们也称之为正中间隙。主要是因为中切牙萌出后,侧切牙牙胚还位于中切牙牙根位置,并压迫中切牙牙根向近中靠拢,同时,牙冠向远中倾斜,形成外八字。随着侧切牙的萌出,80% 左右的孩子,正中间隙会自行闭合,牙齿排列自行调整至正常。因此,大多数正中间隙是孩子在替牙期间的暂时性错𬌗,是一种过渡性的牙列不齐,我们又称这段时期为"丑小鸭期"。

　　🌼 有的孩子,颌骨发育相对较小,而牙齿又相对比较大,牙列处于拥挤状态,侧切牙牙胚位置异常,无法在正常位置萌出,也就无法引导中切牙移动到正常位置,间隙可能无法关闭。需要在牙齿替换完成后进行正畸治疗。

✿ 有一些小朋友,中切牙之间有多生牙,阻挡中切牙向中间靠拢,形成牙间隙。需要拔除多生牙,观察中切牙自行恢复情况,如无法自行关闭间隙,甚至影响门牙两侧牙齿的正常萌出了,就需要及时正畸治疗。

✿ 有一种先天性畸形叫做上唇系带附着异常,也会导致上颌中切牙间隙。正常的上唇系带一般距龈缘4~5mm,对牙齿生长并无影响。但先天性唇系带发育短粗的孩子,唇系带附丽于两个上中切牙之间,与腭侧牙龈乳头相连,并且纤维粗大,随着上唇的活动,妨碍上中切牙的靠拢,形成上中切牙间隙。这种情况需要手术矫正异常的唇系带。

✿ 有的孩子,颌骨发育正常或稍大,或牙齿外形较小,牙量少于骨量,造成散在牙间隙。需要在牙齿全部替换完成后酌情做正畸治疗,必要时可能配合修复治疗。

✿ 先天性牙齿缺失:先天缺牙可能是个别牙缺失,也可能是多数牙缺失。如果牙齿缺失,就会造成牙量骨量的不协调,可能产生牙间隙。需要行正畸治疗和修复。

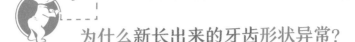

为什么新长出来的牙齿形状异常？

正常牙列的牙齿,都是各有其常规形状和功能的。但好多家长会发现,孩子新长出来的牙齿跟别人正常的牙齿不一样。一般来讲,可能有以下几方面的原因:

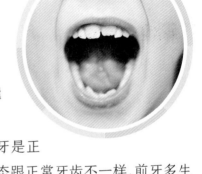

多生牙:多生牙是正常牙数以外的牙齿,形态跟正常牙齿不一样,前牙多生牙牙冠外形多数呈圆锥形,后牙多生牙牙冠外形多数呈咬合面聚拢的圆柱形。多生牙一旦发现,应及时拔除。

先天畸形牙:包括融合牙、前磨牙区的畸形中央尖、前牙区的畸形舌侧窝、牙中牙、小牙畸形等。多数需要在医院进行牙齿调磨、窝沟封闭或修复治疗等。

牙釉质发育异常:包括牙釉质钙化不全、氟斑牙等,牙齿表面不光滑,有白斑或色素沉着。应注意防龋。如颜色、外形不良,可修复美容治疗。

什么是氟牙症？

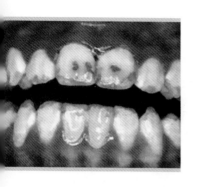

氟牙症又叫氟斑牙，是因为过量氟摄入，对发育期的牙齿产生影响，导致牙釉质发育障碍。是一种地域性的慢性氟中毒症状，通常是由于生活地区的饮用水氟含量过高所致。在我国有一些地区的土壤或水源含氟量过高，在这种地区生活的人会普遍出现氟斑牙。临床上的表现多种多样，轻度的氟牙症表现牙齿表面失去光泽，牙釉质有白色不透明斑块；中度的氟牙症牙齿的表面呈黄褐色或棕色斑块状或条纹状；重度的牙面还出现浅窝或坑凹状缺损，或因磨损使牙失去正常外形，其严重程度是和摄入量的多少有关的。因氟过量摄入主要对牙釉质发育产生损害，而恒牙牙釉质的发育一般在7岁以内完成，所以7岁前生长在高氟区，才会发生氟牙症。

同时，因为氟无法通过胎盘屏障，即使母亲摄入较多氟，但不会被胎儿吸收，因此一般对乳牙不会产生影响。

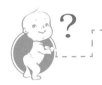

怎样预防氟斑牙的发生?

　　饮用水氟含量过高是氟斑牙发生的主要原因,如水源中的含氟量超过 1ppm(1mg/L)时,就有可能出现氟牙症;饮水氟含量超过 3mg/L 时,氟牙症的发生率即达到 100%。氟牙症是一种地方性疾病,应净化水源,防止氟牙症的发生。

　　同时我们也应该注意氟化牙膏的使用安全及临床氟化物防龋剂的使用安全。3 岁以下婴幼儿含氟牙膏使用量控制在每次不超过米粒大小,每天 2 次;3~6 岁儿童可以使用不超过豌豆大小的含氟牙膏。

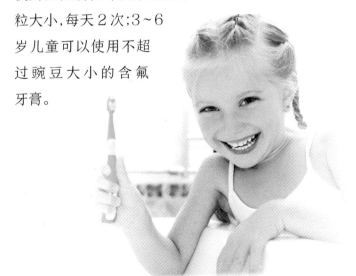

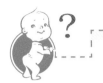

什么是牙釉质发育不全?

牙齿表面包裹牙冠的最外层就是牙釉质,牙釉质发育不全是指在牙釉质发育过程中,受到全身或局部因素的影响,而出现的釉质结构异常。

釉质发育不全的主要表现是新长出的牙颜色或形状与正常的牙不同。程度较轻时,表面只有点状缺陷,在临床上常见到两个门牙在对称位置有横向的条纹样的牙釉质缺损;如果发生在后牙,可以看到牙冠大部分呈黄褐色,釉质发育不光滑,牙尖等不易龋坏部位龋坏。如果程度较重,就会表现大面积的釉质缺陷。

牙釉质发育不全原因很多,有些与牙齿局部的感染性因素或创伤有关,如乳牙严重的根尖炎症或乳牙挫入性外伤影响到恒牙胚的牙釉质发育;有的与遗传性疾病有关;大多与孩子的全身状

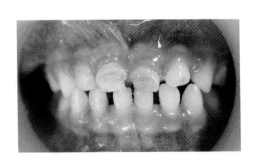

况有关,是孩子某一时期身体状况的反应,主要是一些全身疾病,像高热、营养不良、脑损伤和神经系统缺陷、肾病综合征、儿童慢性铅中毒、唇腭裂、胚胎期风疹病毒感染、氟的过量摄入等,都可能影响牙釉质的发育,导致牙釉质发育不全。

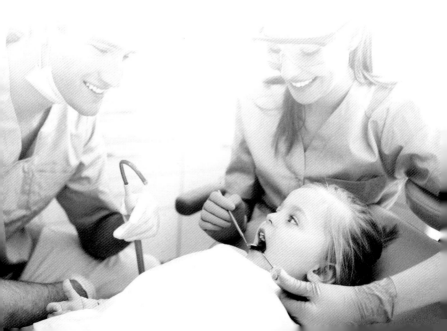

口呼吸不良习惯有什么危害?

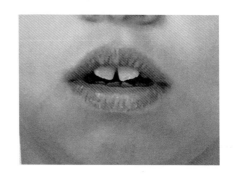

鼻部的各种疾病,如慢性鼻炎、鼻窦炎、鼻甲肥大、腭扁桃体或咽扁桃体肥大等均可使鼻腔阻塞不能进行正常的呼吸,只能用口呼吸来代替,进而形成口呼吸不良习惯。这个习惯长期发展下去会影响口腔、鼻腔的正常发育:首先,当用口呼吸时会使口部张开,下颌骨与舌头位置下降,唇部肌肉松弛,从而导致上前牙前突、口唇不能闭拢、开唇露齿;其次,口呼吸使两侧颊肌张力加大,影响上牙弓宽度的发育,造成牙弓狭窄;第三,由于张口呼吸破坏了口腔、鼻腔气压的正常平衡,口腔气压变大,鼻腔气压减小,使鼻腔不能向下发展而造成腭盖高拱;此外,由于长期张口,后牙过度萌出会使下颌骨向下旋转,使脸型变长。

吸吮手指习惯会导致牙不齐吗?

　　吮指是儿童常见的一种习惯。有些专家认为,婴幼儿时期吸吮手指是正常的,这是孩子认识世界的一种独特方式,不可强制剥夺。当孩子到 2 岁左右,就会逐渐减少并停止吸吮手指。如果吸吮手指时间过长并成了不良习惯,会引起口腔肌肉的异常功能以及牙颌的变化,甚至错𬌗。吮指习惯能否造成不良后果取决于习惯持续的时间、发生的频率和作用的强度。吮指常会引起上下牙前突,形成前牙深覆盖,甚至导致前牙的间隙,继而产生不良的舌习惯形成开𬌗,使得面型、牙弓长度、高度及宽度都有明显的变化,还会影响语音的发育以及正常的咬合功能。

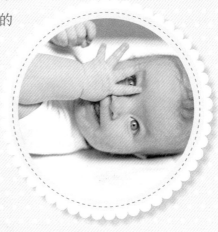

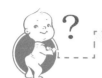

咬唇习惯为什么要尽早纠正？

有些儿童在情绪不好时或被家长、老师批评后有咬嘴唇的习惯,以女孩较多见,多发生在 6～15 岁之间。由于咬上下唇对牙齿的压力不同,所造成的错𬌗畸形也不同。咬下唇会使上前牙唇向位移动,下前牙舌向移倾斜,形成"暴牙";咬上唇则会形成"地包天"。不管哪种情况,发展下去均会严重影响孩子的面部美观。因此,如发现孩子有咬唇的习惯,应尽早采取措施或治疗。如果能在 5～6 岁以前解除,已产生的牙颌畸形往往能自行调整而消失,如果 6 岁以后仍然不能克服,则需采用不良习惯破除器予以矫治。

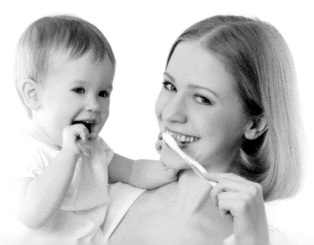

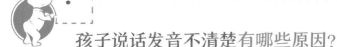

孩子说话发音不清楚有哪些原因?

孩子到了学说话的年纪,却有些话说不清楚,令很多父母操心着急。那么孩子发音不清有哪些原因呢?

✿ **生理原因**:3岁以前的幼儿,发音器官尚未得到充分的发育,同时又不善于协调地使用发音器官,致使不能正确发某些音。这种情况对3岁以前幼儿来说,尚属正常范围。生理原因的另一种情况是舌系带短,舌头运动不自如,使有些音发不好。

✿ **病理原因**:有的是因孩子患重病、高热或其他病因,使高级神经活动受到障碍,使孩子说话水平明显下降;有的因头部受外伤,使大脑的语言运动区受损,影响了言语活动;有的是因听力受到损伤,如患耳疾,较长时间注射链霉素或卡那霉素后,都能破坏孩子的听力。孩子听不准音,也就无法正确模仿正确的发音。

孩子说话发音不清楚怎么办？

孩子说话不清楚可从两方面矫治：一是医治；二是练习。生理或病理原因造成说话不清就需要医治，如舌系带短，就需要到口腔科做一个小手术；如系病后或药物所致，则要到相应科室去治疗。

孩子学话的主要途径是靠模仿，如果孩子周围的成人说话含混不清，孩子的话也就说不清。如何通过练习使孩子把话说清楚呢？

✿ 让孩子听一些配有标准普通话的配乐课文录音磁带，反复播放，激发孩子的兴趣，同时让他模仿，帮

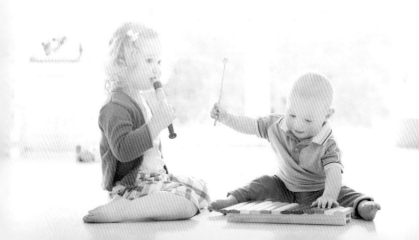

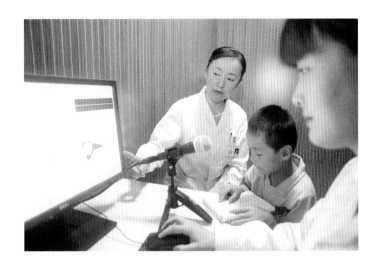

助纠正他的发音,对正确的发音及时鼓励。

🌼 亲自教孩子短句,如:"我爱爸爸妈妈","天上有月亮、太阳和白云"等等,要点是一字一句,吐字清楚。

🌼 语言是思维的外衣。一段时间后,可让他就看到的画、看见的事向你描述。鼓励他将事物说完整,这种训练既练了说话,又训练了大脑思维。在语言训练中,切忌重复和嘲笑幼儿不正确的发音,以免在孩子心理形成障碍。

🌼 在没有器质性病因的情况下,如果自己不能纠正发音,可以找专业的医师检查诊断后,由语音训练师帮助孩子进行语音训练。

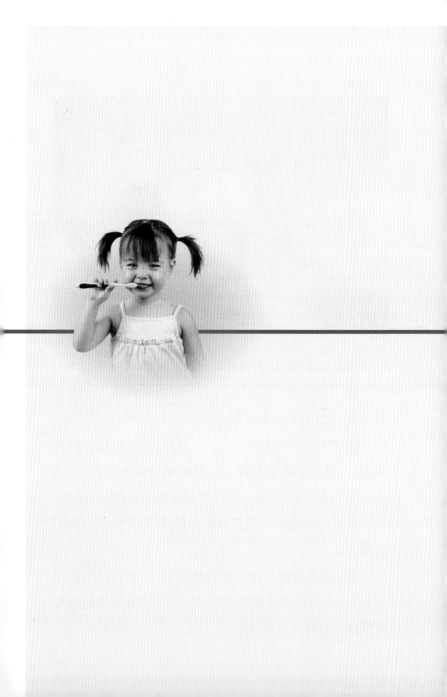

PART 2

门诊健康教育指导

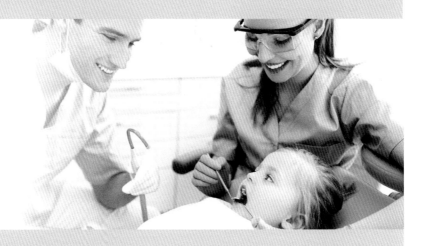

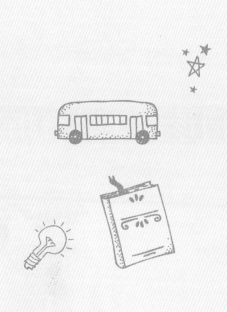

带宝宝去看牙病
应该作好哪些准备?

　　首先,建议是从宝宝第一颗牙萌出开始,最迟不超过一岁,就应该做第一次口腔检查,此后每 3~6 个月要做一次口腔检查,一方面能够得到医师对宝宝口腔健康的指导,另一方面宝宝从小适应口腔科的就诊环境,以后不会对看牙产生恐惧或抗拒心理。

　　如果孩子已经有了蛀牙,出现牙痛等症状,很有可

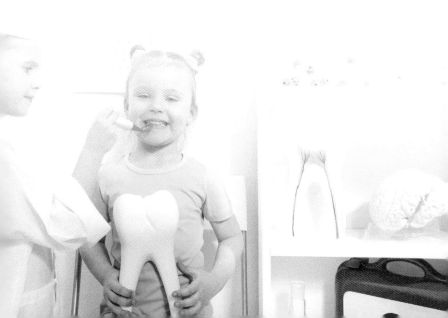

能惧怕看牙了。父母在带宝宝看牙前,应先了解基本的口腔知识,以便就诊时与医师的沟通,更好理解医师的建议和治疗计划。特别要注意不要用自己想象的或以前的看牙的负面感受吓唬孩子,随着科技进步和医学发展,现在看牙已经完全做到无痛治疗,看牙没有那么可怕。而家长对牙医的恐惧会不知不觉地影响到孩子。另外作好孩子可能会哭闹的心理准备,以便管理好自己的情绪。在我国,很多孩子就诊时,已有很多龋齿,家长还要作好多次就诊的心理准备,不要急于求成。

对于第一次或者年龄很小的患儿,最好选择上午就诊,就诊前禁食、禁奶、禁水,因为一旦治疗中患儿哭闹严重,可能引起呕吐。大点患儿尽量不要吃有异味的食物(如大蒜),这样是对医师的尊重。

家长应该如何注意配合医师给宝宝进行治疗？

治疗前家长要充分理解医师的治疗计划及对家长的要求，并给予支持。治疗中医师会视患儿情况要求家长留在诊室配合医师治疗，或者要求家长在诊室外等候。留在诊室配合医师治疗时，尽量保持安静，按医师的指示操作。不要做一些不恰当的保证（如：不会痛）、恐吓（如：不配合医师就把你的牙拔光，不配合妈妈就不要你了）等，不要与医师讨论治疗的不利方面，不要分散医师和患儿的注意力，不要把自己对于治牙的恐惧说出来或者表现出来影响孩子。对于哭闹患儿家长要调整好自己的情绪，不要影响医师治疗以及孩子对父母信任和依靠。在诊室外等候的家长，不要频繁进入诊室观看治疗及询问治疗进度，充分信任医师和孩子。治疗结束后，按医师的要求按时复诊或复查。

宝宝的牙为什么变"黑"了？

家长有时候会突然发现,宝宝的牙齿最近开始变黑了。变黑预示着不同的可能,尽量要到医院检查,以免延误治疗。

家长在家里可以先做一个初步的预判,牙面发黑的部位是广泛的还是单独一颗牙的,牙面是发硬的还是变软了,牙齿结构有没有缺损,牙齿表面有没有外源性附着物。简单来说,如果牙齿表面仍然十分坚硬,牙面附着有一些外源性的附着物,有时清洁牙面时可清除掉的,多为外源性色素附着,与孩子口腔内环境和近期食用的食物与饮料有关,可到医院进行牙面清洁。

而如果牙面已经

发软甚至已经可见缺损了，多有可能已经发生了龋齿，要尽快就医，进行涂氟或充填治疗。

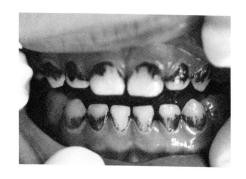

除此之外，还有一种变黑的特殊情况，牙齿受过外伤后牙髓活力丧失，会渐渐变黄变灰，视觉上看起来也像发黑，这种情况也要及时就医，以免牙齿发生牙根吸收。

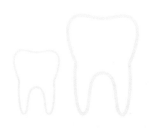

什么是龋齿？

龋齿俗称蛀牙，是一种以细菌为主的，多种因素影响的，牙齿硬组织发生的慢性进行性破坏的疾病。龋病特点是发病率高，可以发生在任何年龄、牙面的各个位置。如果不加以预防或未得到及时有效的治疗，其不良影响贯穿一生，这些不良的影响涉及儿童的咀嚼、发音、美观及心理健康，也会给儿童及家庭生活带来沉重的负担。由于其对人类健康的影响，世界卫生组织已将其与肿瘤和心血管疾病并列为人类三大重点防治疾病。

从病因来说，龋齿是一种细菌感染性慢性疾病，和孩子们心目中的"虫子"并没有什么关系，龋齿的病因有个"四联因素"学说,就是包括细菌、食物、宿主与时间这四个因素共同发生作用,龋齿才会发生。因此,龋病的预防也要从这些方面开始着手,就是说要注意关键期的细菌传播,要尽早养成健康可持续的饮食习惯,宿主的一些特性比如牙齿的形态异常、唾液分泌量低等因素无法更改,但要根据这些定期进行龋危险性评估,根据个体的患龋风险改进相应的防龋措施。

一旦发生了龋损,就要及时到医院进行就诊,根据医师的建议进行充填治疗或对一些浅龋进行局部药物保守治疗,治疗的目的一方面在于及时阻断疾病的进展,另一方面要高效地恢复受损牙齿的形态与功能。

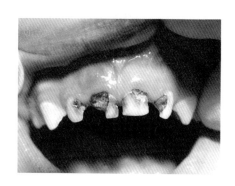

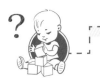

牙菌斑和龋齿有什么关系？

牙菌斑是附着在牙面上的一层含细菌的膜样沉积物。牙菌斑形成的速度是很快的，首先在唾液中的黏蛋白吸附在牙齿表面，数分钟内便可形成一层薄膜，称为获得性膜，吸引了细菌不断聚集和繁殖，并迅速增厚，成为牙菌斑。牙菌斑肉眼很难看到，通常用菌斑指示剂可以很好地显示，时间长了钙化沉积会形成可以看到的牙石，普通的漱口和冲洗是无法清除的。

龋齿是一种细菌主导引起的牙齿硬组织发生的慢性进行性破坏。牙菌斑是龋齿发生的必要条件。牙菌斑按位置分为龈上菌斑与龈下菌斑，与龋齿关系密切的主要是龈上菌斑，龈上菌斑中的优势致龋菌主要是变形链球菌。牙菌斑牢牢地附着在牙面上，细菌利用食物中的碳水化合物发酵产酸，作用于牙面引起牙面脱矿，如果脱矿过程与牙齿再矿化之间的平衡被打破，牙齿硬组织溶解，最终成洞，龋齿就开始发生。

　　由于菌斑与龋齿的这种密切关系，从防治龋齿的角度讲，菌斑控制的重要性不言而喻，控制菌斑的方式包括刷牙、牙线以及洁治刮治。

为什么婴幼儿易患龋齿?

根据龋齿的病因四联因素(细菌、食物、宿主和时间),我们依次来分析一下婴幼儿易患龋齿的因素。

从细菌因素来看,目前公认的致龋菌主要是变形链球菌,婴幼儿变形链球菌的获得主要是通过母婴接触传播,大约 6 个月牙齿初萌时是一个关键时期,如果母亲有活跃龋或喂养时不良习惯都有可能造成致龋菌在牙面的定植与繁殖。

从食物方面看,婴幼儿咀嚼功能差,食物多偏黏软,而且甜食多,特别容易附着于牙面,有利于细菌繁殖发酵产酸,导致乳牙龋齿的发生。婴儿期是饮食卫生习惯形成的关键期,要形成均衡饮食,尽量减少食用甜食、饮料等的频率,并及时清洁。如果这些好习惯未及时养成，就很容易造成食物在牙面聚集，为细菌发酵提供底物。此外，好多婴儿有夜奶的习惯，夜间唾液分泌量低，口腔密闭环境

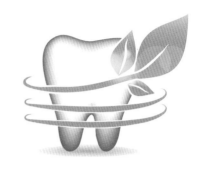

中致龋菌与食物残留相互作用，很容易产生龋齿。

　　从宿主方面讲，乳牙的牙冠在颈部缩窄。特别容易存留食物残渣，而且不容易清洁；乳牙釉质的矿化程度也较恒牙低，抗酸能力差，因此易患龋齿，且龋蚀进展快，涉及范围广，很快会有多颗牙和牙齿的多个面发生龋齿。

儿童乳牙龋齿有什么特点?

乳牙龋齿与恒牙龋齿临床表现特点有很大不同。

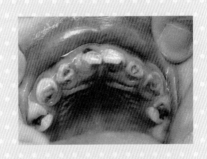

❀ 乳牙患龋率高,发病早,刚萌出不久的乳牙即可患龋。

❀ 龋齿多发,在孩子的口腔常会发现较多的乳牙常同时患龋。

❀ 龋蚀范围广,一个牙常多个牙面同时患龋,除邻接面、颌面外,还好发于光滑面、牙颈部。

❀ 龋齿进展快,牙体因龋蚀很快崩解,短时间内就可能发展成牙髓炎、根尖炎或者残根残冠。

❀ 自觉症状不明显,有的牙龋坏早期没有明显的疼痛症状,因此很多家长忽视了孩子的牙齿健康问题。等到疼痛或肿胀时已经很严重了。

❀ 修复性牙本质的形成活跃,在早期这个防御功能有利于龋病的防治。

婴幼儿龋齿有什么危害?

　　婴幼儿龋齿的直接影响就是因疼痛或敏感影响进食,不敢咀嚼,从而影响患儿的消化功能及身体发育;有时候因为一侧疼痛,只用另一侧牙齿咀嚼,导致偏侧咀嚼习惯形成,时间长了会发生颜面部发育不对称;疼痛和进食时的不适还会造成孩子的情绪困扰,影响孩子的日常活动,也会影响到家长的状态和工作。

　　根据龋齿位置的不同,龋齿,尤其是前牙的龋齿会对不同音节的发音及美观造成影响。一些孩子会不愿意在公开场合大笑或发言,从长期来看,可能对儿童的心理造成影响。

　　如果龋齿未及时治疗,发展至牙髓炎、根尖周炎甚至间隙感染,会因为疼痛和全身影响为家庭的心理及经济带来更严重的负担。

　　乳牙根尖周炎的炎症有可能影响下方的恒牙胚,造成恒牙的萌出时间、位置异常或形态异常。如果恒牙因龋早失又没有及时有效的保持缺隙,会影响恒牙的牙弓发育,造成恒牙牙列拥挤。

为什么乳牙龋齿要早治？

关于乳牙龋齿治疗的时机选择,原则上越早越好,这是因为乳牙的结构特点是比恒牙薄,钙化程度低,一旦发生龋齿进展非常快。在龋病发展的最初阶段进行阻断,可以免其发展至牙髓炎、根尖周炎甚至间隙感染阶段,可以有效地减少患儿疼痛的程度和所需治疗的复杂程度。但是患儿自身的配合能力也是必须要考量的因素之一,配合程度的好坏会直接影响治疗的时间、治疗效果以及此后患儿的配合情况,应根据不同情况与医师进行沟通和选择合适的治疗方式。

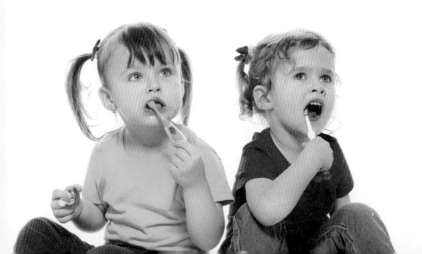

谈及治疗方式,按浅龋、中龋、深龋不同,治疗方式略有差异,部分特别早期的浅龋可以采取涂氟等药物治疗等保守治疗方式,不会疼痛,操作相对简便一些,临床操作上持续的时间也较短,患儿更容易配合。

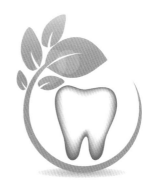

中龋或深龋在治疗的时候可能会出现疼痛等不适症状,有时需要在局麻下进行,治疗操作也相对复杂一些,需要采用玻璃离子或复合树脂充填,深龋还需要做必要的垫底保髓措施。

从健康教育角度来讲,及早治疗龋齿还有助于患儿养成良好的口腔卫生习惯和定期就医的良好行为。

怎么预防婴幼儿龋齿?

要预防婴幼儿龋齿:

✿ 家长要先提高自己的口腔健康意识,维持好自己的口腔卫生,对孩子从饮食和口腔卫生习惯上防微杜渐。

✿ 家长要注意第一颗乳牙萌出前后的关键期,尽量避免由于密切接触导致的家长口腔中的致龋菌垂直传播到宝宝口腔内,父母亲患有龋齿要及时治疗。

✿ 在为孩子清洁牙齿时,要使用牙膏牙刷刷牙,不能想当然的依赖漱口或只用纱布清洁,对于高龋风险的儿童要使用薄层含氟牙膏,必要时要在医师建议下定期涂氟。

✿ 夜奶习惯是导致龋齿发生很重要的原因,因此建议 1 岁左右应停止夜奶,若有夜奶习惯,一定要加强及时清洁。

✿ 牙医的专业检查和建议十分重要,应尽可能在患儿 1 岁前建立牙科健康档案。

怎样合理使用氟化物预防龋齿?

　　到目前为止,氟化物的防龋作用已有大量文献和实验验证。氟化物可以通过全身机制或局部机制提高牙齿的防龋能力,全身用氟的种类包括氟化水源、口服氟片或氟滴剂等,需要在医师指导下慎重使用。局部用氟包括医师帮助孩子涂用的氟保护漆、氟化钠溶液等,氟化物的浓度在不同国家也不尽相同。在家庭日常的口腔护理中,主要是使用含氟牙膏刷牙,在使用氟化物时还要根据儿童的年龄注意氟化物的用量。拿含氟牙膏来说,3岁以下的儿童使用一薄层即可,3~6岁的儿童推荐使用豌豆大小。

　　尽管氟化物防龋的效果明显,但并不是每个个体都需要用氟防龋,总的原则是要根据个体患龋风险的高低决定是否使用氟化物、使用何种浓度的氟化物以及多长时间应用一次氟化物。

什么是窝沟封闭？

在新萌出的磨牙和前磨牙的表面有很多的窝沟点隙，容易积存食物残渣，普通的刷牙很难清除，新萌出的时候钙化还不完善，口腔内的细菌在其中繁殖，产酸，很容易在这些部位发生龋齿。窝沟封闭就是将牙齿上的窝沟封闭起来，具体来说，用高分子材料充填磨牙的窝沟点隙，封闭食物进入牙齿窝沟的通道，以减少患龋病的风险。

第一恒磨牙，也就是我们俗称的"六龄齿"，在六岁左右萌出，由于此时儿童的刷牙习惯还未有效建立，加之不健康的饮食方式为龋齿发生的高危期，而且由于这颗牙是在乳牙列的最后面萌出的，不替换任何牙，还有一部分家长认识不到这颗牙持续一生不再替换，因此重视程度不够，所以"六龄齿"的龋齿发生率很高，早期进行窝沟封闭非常必要。

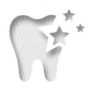

除"六龄齿"外，于 13～14 岁左右萌出

的第二磨牙以及乳磨牙也需要做窝沟封闭,乳磨牙窝沟封闭的时间大约为 3～4 岁左右。如果是龋齿易感的孩子,前磨牙也应该进行窝沟封闭。

窝沟封闭的防龋效果主要适用于颌面,光滑面防龋不适合使用这种方式。

牙齿萌出完全即可操作窝沟封闭,萌出三四年后牙面变平定期评估患龋风险再决定是否继续进行窝沟封闭。

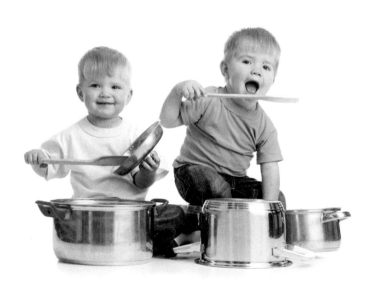

乳牙什么时候开始替换?

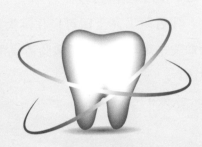

在孩子大约 6 岁左右恒牙开始陆续萌出,恒牙替换乳牙也是按照一定的时间和顺序进行,到 12 岁左右全部乳牙被替换。这个阶段有乳牙,也有恒牙,称为混合牙列阶段,是儿童的颌骨和牙弓重要的生长发育期。

恒牙替换的大致顺序是:下颌第一磨牙、上颌第一磨牙、下颌中切牙、下颌侧切牙、上颌中切牙、上颌侧切牙、下颌尖牙、下颌第一前磨牙、上颌第一前磨牙、上颌第二前磨牙、下颌第二前磨牙、上颌尖牙、下颌第二磨牙、上颌第二磨牙。

当然,恒牙替换的顺序也会因个体差异出现一些变异。

乳牙龋齿怎么治疗？

发生在牙齿表面的浅龋，特别是易清洁的光滑面浅龋或者龋洞敞开的其他面浅龋可以采取保守的治疗方法，即不磨除或少量去除龋坏组织，在龋损表面涂布药物（如：氟化物）使龋静止不再发展。

发展到一定深度的中龋或深龋需要采取修复的方法治疗，即磨除龋坏组织，用充填材料（如：玻璃离子、复合树脂、银汞合金等）充填窝洞。如牙体破坏很大，龋齿发展快的牙齿，可以考虑做冠或嵌体修复。

乳牙牙髓炎怎么治疗？

根据牙髓炎的范围、发生时间、牙根吸收的程度选择治疗方案。

牙髓炎早期，炎症仅波及牙冠部的牙髓，采取活髓切断术，即切除冠部感染的牙髓，保留牙根部健康的牙髓；如牙髓炎晚期，已经波及根髓，需要进行根管治疗术，即摘除全部牙髓，在根管内充填可吸收的根管充填材料，最后修复牙冠，牙齿虽然失去活力，但保留了牙齿，牙齿可以继续使用。对于发生在接近替牙期，或者根吸收超过根长 1/3 的牙髓炎，拔除患牙。

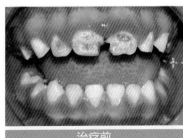

治疗前

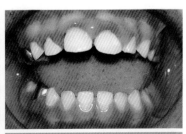

治疗后

年轻恒牙龋齿有什么特点?

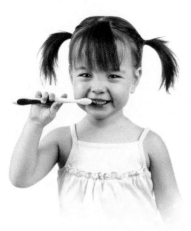

第一,发病比较早,"六龄齿"萌出早,窝沟点隙深,龋齿发生早,患龋率高。易被家长误认为是乳牙,延误治疗。

第二,耐酸腐蚀性差,容易患龋,新萌出的恒牙牙体硬组织矿化程度比成熟恒牙差,萌出的两年内易患龋。

第三,一旦龋齿发生进展快,可以很快发展成为牙髓感染和根尖周组织炎症。这是由于年轻恒牙体硬组织相对较薄,髓角高,牙髓腔宽大,牙本质小管也比较粗大。细菌很容易通过牙本质小管进入髓腔,波及牙髓。

第四,乳牙龋坏严重时,往往会波及到新萌出的恒牙。

第五,磨牙常出现潜行性龋,即牙齿表面看着完好,在其内部已经形成龋洞。

恒牙牙髓炎怎么治疗?

年轻恒牙和已经发育成熟的恒牙在治疗方法上有所不同。

年轻恒牙是指虽已萌出,但未达到牙殆平面,在形态结构上尚未完全形成和成熟的恒牙。一般恒牙牙根形成 2/3 左右时开始萌出,萌出后继续发育,大概 2~3 年内完全形成。

发育成熟的恒牙牙髓炎目前采取根管治疗术进行治疗。

年轻恒牙牙髓炎治疗原则是尽力保存活髓组织,如果不能保存全部活髓,也应尽可能保存根部活髓,不能保存根部活髓也应保存牙根部乳头组织,促使其牙根继续发育。因此,根据牙髓炎发展的阶段可以采取盖髓术、活髓切断术、根尖诱导成形术。做过治疗的年轻恒牙要定期复查,拍 X 线片,观察牙根是否继续发育,直到牙根发育完成根尖形成后,再行根管治疗术完成全部治疗。

牙龈上长"脓包"是怎么回事儿？

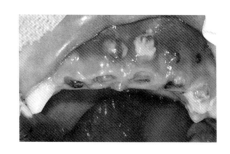

　　有的家长会发现孩子的牙龈上长出白色的"小脓包"，多数情况下没有影响孩子吃东西。但很多时候这其实是慢性根尖周炎的一种表现。通常是由于龋齿或外伤等导致牙髓发炎，牙髓炎症未及时控制，继续发展成根尖炎，病变的组织细胞发生坏死，液化形成脓液，脓液逐渐穿通牙槽骨壁和口腔黏膜软组织，形成不彻底的引流。在口腔内表现为牙龈起脓包，或者形成瘘管。虽然有的时候孩子没有说痛，但是炎症是持续存在和继续发展中，应该尽早治疗。根据病情可进行根管治疗术，严重的如果不能保留则需要拔除。

为什么突然"脸肿"了？

突然的面部肿胀大多是口腔颌面部间隙感染所致。颌面部间隙感染是颜面、颌周及口咽区软组织肿大化脓性炎症的总称。化脓性炎症弥散时称为蜂窝织炎，局限时称为脓肿。正常颌面部各层组织之间存在潜在的筋膜间隙，当感染侵入这些间隙时，化脓性炎症使疏松结缔组织溶解液化，感染可局限于一个间隙内，也可循阻力薄弱的组织扩散，形成弥散性的多个间隙感染。

对于儿童而言，面颈部淋巴结炎就是引起颌面部间隙感染的主要病因之一。除此之外，扁桃体和唾液腺的炎症，以及牙齿的相关疾病，如蛀牙、牙齿根尖的炎症等，也是颌面部间隙感染发生的重要原因。

简而言之，处于颌面部的所有组织器官的炎症，都存在引起颌面部间隙感染的可能。

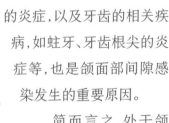

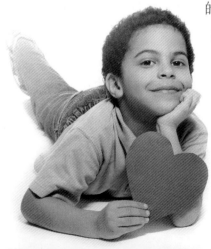

发生颌面部间隙感染怎么办？

当幼儿或儿童突然出现脸肿了，家长应注意孩子是否近期有过牙疼，或者牙齿有严重龋齿，脸肿的部位，是否有其他身体疾病等。如果发现孩子面颈部肿胀、疼痛，摸上去明显发烫，要怀疑颌面部间隙感染的发生，这种情况，需要及时就医，医师会采用专业的方法进行治疗。

可惜的是，临床上，我们经常见到有的家长认为孩子牙齿坏掉没什么大问题，对于满嘴的"牙窟窿"无动于衷，等到孩子面颈部肿胀已经非常严重，甚至已经影响到呼吸的时候才来就诊，或者自己给孩子服用药物几天没有效果后才来就医，这就给治疗增加了难度，治疗效果也可能因此而打折扣，严重的甚至难以挽救孩子的生命！

早预防、早发现、早就医实在是太重要了！

乳牙摘除牙髓（杀神经）
会影响恒牙吗？

首先每颗牙都有自己独立的牙髓组织,摘除乳牙的牙髓后,进行完善的根管治疗不会影响恒牙。但治疗前,要对牙髓病有正确的诊断,制订正确的诊疗计划,治疗过程严谨规范,治疗后定期复查。与恒牙治疗不同的是乳牙的根管治疗需要使用可以吸收的糊状材料充填根管,这就保证了在乳恒牙替换的过程中,乳牙根管内充填物和牙根吸收是同步的,不会影响恒牙的正常萌出。

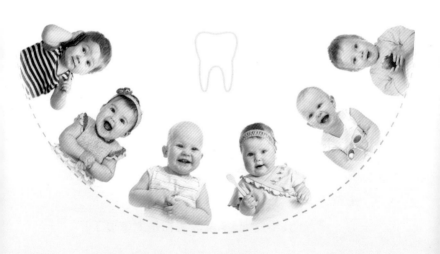

为什么会出现牙根外露？
怎么办？

　　有的家长会发现孩子的牙床上有坚硬的牙根露出，将嘴唇的黏膜扎成溃疡，孩子因疼痛影响进食。这主要是由于患有根尖周炎的牙齿未及时治疗，反复炎症引起牙槽骨吸收，牙根移位，根尖自牙龈穿出，形成牙根外露。牙根外露常造成牙龈创伤及唇颊软组织创伤，治疗方法为拔除患牙。

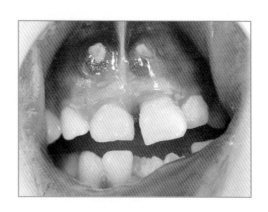

儿童注射局部麻醉药物
影响大脑发育吗？

没有任何循证证据表明局部麻醉药物影响大脑发育。

口腔科常用的局部麻醉方法有表面麻醉、浸润麻醉和阻滞麻醉。表面麻醉是将麻药涂抹在手术区域表面麻痹末梢神经；浸润麻醉是将麻药注射在手术周围组织内，作用于神经末梢产生麻醉效果；阻滞麻醉是将麻药注射到神经干或其主要分支附近，阻断神经末梢传入的刺激，使被阻滞的神经分布区域产生麻醉效果。

麻药的用量少，吸收进入血液循环慢且少，而且因为血脑屏障，进入脑组织的麻药就更少之又少。局麻药在口腔科中的应用已经很成熟、安全。但对于一些有药物过敏史或有特殊疾病的患儿要慎用，在治疗前家长一定要告知医师，不要隐瞒。

牙龈为什么会发炎？

通常与孩子的口腔卫生状况有关，如果没有养成良好的口腔卫生习惯，认真刷牙，餐后漱口，在牙龈缘附近牙面上堆积的牙菌斑会引起牙龈发炎，其他如牙石、食物嵌塞、牙列拥挤及口呼吸等因素均可加重菌斑的积聚，导致牙龈的炎症。牙菌斑在口腔中是不能被水冲去或漱掉的，必须通过刷牙、洗牙等方法去除。牙龈炎是极为普遍的牙龈疾病，尤其在儿童和青少年中患病率高，因此家长一定要重视孩子的口腔卫生问题，督促孩子有效的刷牙是预防牙龈炎最好的办法。

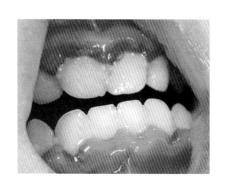

什么是萌出性龈炎？

在乳牙和第一恒磨牙开始萌出时常会出现暂时性牙龈炎。沿牙冠的牙龈组织充血，但一般无明显症状，随牙齿的萌出而渐渐自愈。形成萌出性龈炎的原因可能是由于儿童用手指或玩具等触摸、咬嚼，损伤牙龈；牙齿萌出过程中，部分残留牙龈覆盖牙面，咀嚼咬伤；萌出中牙冠周围有牙垢、食物等堆积而感染所致。

药物会导致牙龈增生吗?

长期服用一些药物会引起牙龈的纤维增生或体积增大,称为药物性牙龈增生。引起牙龈增生的药物有:抗癫痫药物苯妥英钠(大仑丁)、钙通道阻滞剂如硝苯地平(心痛定)、免疫抑制剂环孢素等。

因此,需要长期服用这些药物的病人,在开始服药前应该进行口腔检查,去除引起牙龈炎的刺激因素,学会控制菌斑的方法,保持口腔卫生,积极治疗原有的牙龈炎,能减少本病的发生。

对于已患本病的病人,要采取积极的治疗方法。病情允许的情况下停用引起牙龈增生的药物或改用其他药物,做口腔洁治、刮治以去除菌斑牙石等局部刺激因素,局部用药。如以上保守治疗无效,可进行牙龈切除成形术,改善牙龈形态。

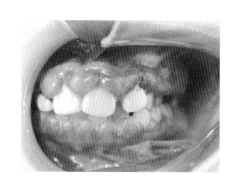

什么是青少年牙周病？

此种牙周疾病的分类方法为 1989 年旧分类,现在学名上称为侵袭性牙周炎。侵袭性牙周炎有局限型与广泛型。这个病的病因目前尚不明确,但某些特定微生物的感染以及机体防御能力的缺陷可能是引起本病的两个主要因素。

局限型多发生在青春期前后,口腔中并没有很明显的菌斑牙石量,比较好发于第一恒磨牙和上下中切牙,左右对称,波及牙数少,病程进展快,很快就出现牙齿松动、移位甚至脱落。

广泛型多发生在 30 岁以下,年龄更大者亦可见。除切牙和第一恒磨牙以外,其他恒牙也会出现牙齿松动或脱落。发展速度快,常伴有全身症状如体重减轻、抑郁等。

　　该病经常导致患者早年拔牙,因此要早期彻底的治疗。主要是消除感染,做洁治刮治等基础治疗,牙周局部用药,全身服用抗生素,调整机体防御功能,矫正移位牙,并长期维护。

　　因本病会造成牙齿丧失,家长应该了解并重视。定期带孩子做口腔检查,早发现早治疗。

乳牙外伤怎么办?

乳牙外伤常发生于2岁以后的幼儿,多为前牙,一般是由跌倒引起的。外伤可能会把牙齿碰松、碰折或碰掉,一般均需及时到医院就诊,医师会根据情况采取不同的处理办法。

✿ 乳牙震荡:这种情况孩子的牙齿在外形上一般看不出什么变化,也无需特殊处理,但需密切观察。如果随后牙齿出现颜色变黑需及时就诊,因为这时牙髓已经出现病变。

✿ 乳牙嵌入性脱位:这种情况乳牙会嵌入到牙龈中,看起来就感觉乳牙"变短"了,严重时甚至完全嵌入牙槽窝内。由于这会影响到恒牙的正常发育和萌出,需及时到

医院进行复位
处理。

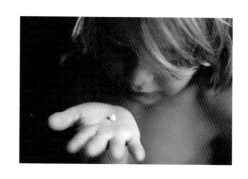

🌸 **牙冠或牙根折断**:乳牙的牙冠折断后会导致牙髓外露,因此疼痛比较剧烈。牙根折断后一般性需要拔除患牙,这两种情况均需及时带宝宝到医院就诊。

🌸 **乳牙部分或完全脱位**:医师会根据情况决定把患牙拔除还是予以固定,如果 2 颗以上乳牙缺失,为了恢复美观及功能,可以制作临时义齿。

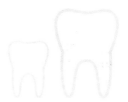

如何预防牙齿外伤?

乳牙外伤会影响到恒牙的正常发育和萌出,恒牙外伤则会影响口腔的功能与美观。那么牙齿外伤应当怎么预防呢?

❀ 对于那些伴有前牙前突(俗称"暴牙")的儿童,前牙牙折的发病率相当高,及早进行矫正可以减少其外伤发病率。

❀ 坐在高速行驶汽车内的小孩,要有安全座椅并系上保险带。

❀ 儿童参加高危险、激烈的活动时,建议他们带上运动护齿器(俗称"牙托")。

❀ 牙外伤高发的活动和高发的地点,家长或老师也应引起重视。

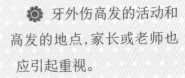

无论乳牙还是年轻恒牙,外伤后都应引起家长的重视,及时到医院就诊,以免延误了最佳治疗时机。

上唇系带磕断了怎么办?

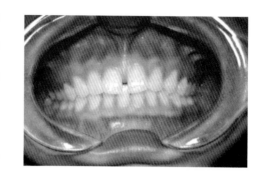

上唇系带位于两个正中门牙之间牙根部的牙床上,是与上唇内侧黏膜连在一起的一根细薄的带状物。儿童时期孩子活动性强,户外活动多,容易发生口唇外伤。上唇系带由于位于上颌牙齿附近,受伤时极易引起上唇系带断裂。

上唇系带损伤轻微时,只需进行消毒处理,只要伤口不感染,系带大多会自行愈合并恢复到原有的形态。如果唇系带受到严重损伤,出现裂口甚至断裂,家长需要带宝宝及时到医院口腔科就诊,医师依据损伤的严重程度、有无继发感染等,判断是否需要进行缝合手术。

为什么宝宝摔倒时
易发生下唇"穿通伤"?

日常生活中,孩子摔伤嘴唇的情况很常见。好动的孩子在自己能走路后,由于控制不好身体平衡,对周围的危险又缺乏起码的判断,稍有不注意就可能摔跤,特别是随着孩子牙齿的逐渐萌出,口腔软组织较薄,血运较丰富,摔跤时很容易出现下唇被上下牙齿"咬"成一个坑,严重时就会形成"穿通伤"。嘴唇摔伤后,家长要压住孩子的伤口使流血停止,并及时到医院就诊,医师会根据情况进行缝合处理。

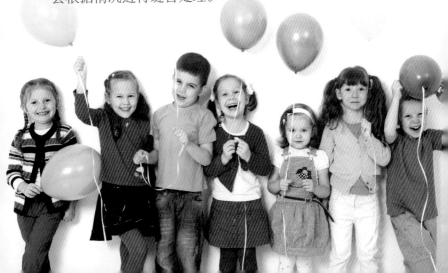

什么情况下乳牙应该拔除？

　　乳牙是要掉的,但是,如果到了换牙的时候乳牙还没有松动和脱落,那就需要带宝宝去拔牙

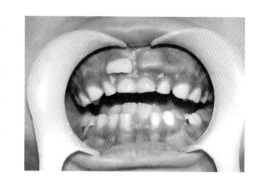

了,那么乳牙什么情况下拔才合适呢?

　　✿ 有的乳牙到了换牙期仍不脱落,这会影响到它下面恒牙的正常萌出,这时候这颗乳牙需要拔除,以便让新长的恒牙长回原来的位置。

　　✿ 反复发炎、治疗效果不佳的乳牙,由于它引起的炎症可能会影响其下方恒牙的发育,这颗乳牙需要拔除。

　　✿ 到了换牙的年龄,在医院做检查时拍片以后发现乳牙下面的新牙快要长出来了,这个乳牙也可以拔除。

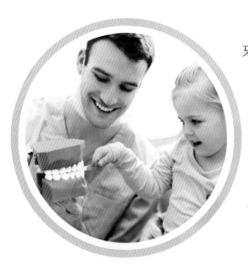

❀ 乳牙的牙根从牙床露出来了,这样的乳牙也需要拔除。这是因为露出来的牙根很容易把它附近的黏膜弄破,时间长了容易形成溃疡。

"虎牙"能拔吗?

"虎牙"是指向唇侧方向错位萌出、突出在牙弓之外的上颌尖牙。由于上颌尖牙的牙冠大、牙根长,当它向外突出支撑起嘴唇时就显得十分难看。有的家长或孩子为了美观,希望拔掉"虎牙",这种要求是错误的。

"虎牙"其实学名叫"尖牙",是口腔中非常重要的牙齿,首先,它的位置位于口角的牙弓转折处,支撑着嘴唇,没有尖牙会使得人口角部塌陷,非常容易显老;其次,尖牙的牙根长且牢固,是口腔中存留时间最长的牙齿,尖牙强大的撕咬功能是口内其他牙齿所不能代替的。因此,除非特殊的情况,譬如尖牙已经出现了龋坏或其他问题等,是不主张拔除"虎牙"的。如果到医院就诊,医师会根据儿童的口腔情况进行正畸治疗。

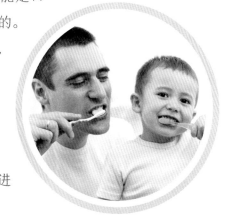

儿童拔牙后应注意什么问题?

　　儿童拔牙后,应注意妥善保护伤口,以防引起感染发炎。一般来说,孩子拔牙后,应注意以下几点:

　　🌼 应遵医嘱咬紧放在伤口上的纱布,30分钟左右才可吐去。

　　🌼 拔牙当天,不要漱口刷牙,拔牙2小时之内不进食,24小时内以稀、软食物为宜。

　　🌼 拔牙后,24小时内唾液中会带少量血丝,不要用舌头去舔伤口,也不要反复吸吮伤口。

　　🌼 注射麻药拔牙的儿童,儿童会不自主地咬自己麻木的口唇黏膜,造成软组织咬伤,家长应注意这种现象并耐心说服儿童。

　　🌼 如果拔牙创不舒服或产生疼痛,应及时到医院检查治疗。

牙齿碰松动了怎么办?

牙齿碰松是牙齿脱位的一种。牙齿遭受到较大外力打击时,部分脱出牙槽窝而变得松动。检查可见牙齿伸长、松动,咬合时患牙首先接触而感到疼痛,其他正常牙无法咬合。

乳牙外伤容易发生脱臼、松动。儿童年龄小,治疗合作性差,外伤后的检查和处理都比较困难,加上乳中切牙早失引起错𬌗的情况比较少见,因此,较复杂的乳切牙外伤时可以选择拔除。如果是恒牙被碰松动,建议尽早去医院口腔科治疗。医师根据牙齿松动程度决定具体的治疗方案,可以做松牙固定,必要时辅以调𬌗,以避免碰松的牙齿形成早接触,一般固定 2 周后即可长好。

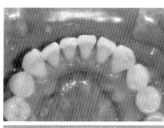

松动牙固定前

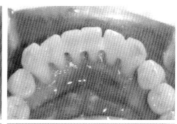

松动牙固定后

孩子牙齿碰掉后能再植吗？

牙齿碰掉了，即牙齿因外伤而从牙槽中脱出，临床上称为牙脱位。乳牙脱出不宜再植；恒牙完全脱出且牙齿完好无缺时，只要处理及时可以再植，特别是年轻恒牙更应尽力保留。

家长在遇到这种情况时应采取以下措施：握住牙冠部；如果牙已污染，用生理盐水或自来水冲洗，千万不要刮刷牙根；将洗净的牙齿再放入原位；咬住干净的棉球或毛巾使其固位；尽快去看牙医。如果不能即刻复位，可将患牙置于患者舌下，或放入牛奶、生理盐水中储存，

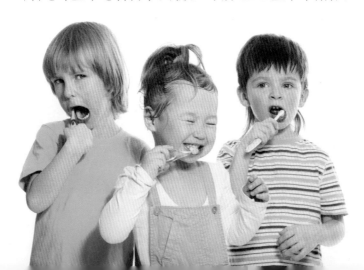

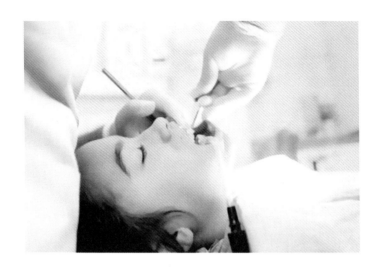

尽快就医,但千万别将脱落的牙齿用干燥的纸巾直接包裹,也不要用酒精或是白酒等处理,因为这样会破坏牙根表面的结构,造成牙再植的失败。脱落的牙齿在2小时内再植的成功率较高,时间越晚,牙齿再植的成功率越低。

为什么会先天缺牙？

母亲妊娠期间，任何阻碍牙胚发育和细胞增殖的因素都可能影响牙胚的发育，造成牙齿缺失。这些因素包括：

❀ **营养障碍**：牙胚发育初期母体内营养障碍如钙、铁、蛋白质缺乏。

❀ **射线影响**：如牙胚发育早期受到 X 线照射，则受照侧牙齿可能缺失。

❀ **感染因素**：一些致病微生物比如风疹病毒、梅毒螺旋体感染等。

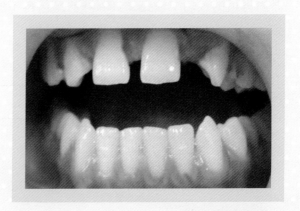

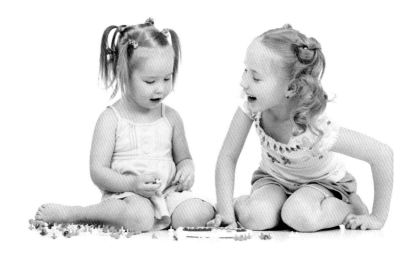

　　⚙ **遗传因素**：部分牙缺失和全口牙缺失常与遗传疾病有关，如遗传性外胚叶发育不全，常伴有皮脂腺和汗腺缺乏、皮肤干燥、少汗或无汗以及毛发稀疏、牙齿部分缺失或全部缺失等症状。

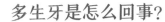

多生牙是怎么回事？

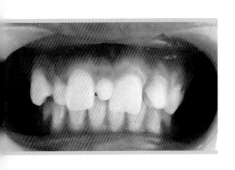

多生牙是一种儿童常见的现象。正常人有32颗恒牙和20颗乳牙，凡超过此数而额外长出来的牙，医学上称为"多生牙"。那么家长遇到孩子多生牙该怎么办呢？

多生牙多呈圆柱形或圆锥形，也有近似正常牙形者。可发生于牙弓的任何部位，但大多数位于上中切牙之间或在其腭侧。多生牙一般分萌出和不萌出两种，多数多生牙可以萌出到口腔内，少部分多生牙埋伏在颌骨内不萌出，需采用X线片检查才能发现。已萌出的多生牙应及早拔除，空余的间隙需关闭。若多生牙埋伏在颌骨内，患儿年龄较小，手术拔除可能会伤及恒牙胚时可暂缓拔除，但应进行观察，等时机成熟后再行拔除。

恒牙迟迟不萌出是为什么?

恒牙在超过替牙期仍没有萌出,称为恒牙迟萌。主要原因有以下几点:

🌸 **儿童营养不良**:如缺乏维生素 A、D 等,引起儿童的钙、磷代谢障碍。

🌸 **内分泌代谢障碍**:如甲状腺功能减退和垂体前叶功能障碍,直接影响到身体各个器官的正常发育,恒牙也往往不能按时萌出。

🌸 **乳牙受到外伤**:乳牙根与牙槽骨发生粘连,妨碍了恒牙的正常萌出。

🌸 **乳牙过早拔除**:缺牙处的软组织经常与食物摩擦使牙床上的黏膜增厚,质地变得坚韧,从而增加了恒牙萌出的阻力,导致恒牙迟萌。

总之,儿童全身的营养、健康以及遗传等因素均可影响牙齿的正常萌出,家长如果遇到孩子恒牙迟迟不萌出的现象,应到口腔科做全面检查,切不可随意给孩子吃补药、激素来促进牙齿的萌出。

什么是"鹅口疮"？

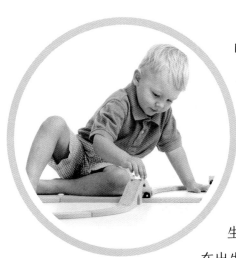

"鹅口疮"是由一种叫白色念珠菌的真菌感染引起的口腔黏膜炎症，因患者口中色白如雪，又俗称"雪口病"。半岁前特别是未满月的婴儿易患此病，新生儿"鹅口疮"多发生在出生后2~8天。初期患儿口腔颊、舌、软腭等部位呈现散在色白如雪的柔软小斑点，继而相互融合为白色或蓝白色丝绒状斑片，严重者可波及扁桃体和咽部。患儿烦躁、哭闹，可伴有轻度发热症状，少数患儿可引起念珠菌食管炎或肺念珠菌病。"鹅口疮"多由于乳具消毒不严，喂奶时母亲乳头不洁等引起，出生时经产道感染或长期使用广谱抗生素也可罹患本病。

宝宝患了"鹅口疮"怎么护理？

　　可使用 2%~4% 碳酸氢钠(小苏打)溶液,在哺乳前后洗涤患儿的口腔,使口腔成为碱性环境,阻止白色念珠菌的生长和繁殖。一般情况下,连续使用 2~3 天病变即可消失,但仍需继续用药数天,以防复发。同时,母亲也应用小苏打液清洗乳头,宝宝用的餐具可用煮沸的小苏打溶液清洗。制霉菌素鱼肝油或甘油制剂局部涂抹,是治疗"鹅口疮"的特效药。如果宝宝有长期服用抗生素的历史,应尽快停用抗生素,这样可以扶植正常的口腔菌群,以抑制霉菌生长。注意饮食,鼓励宝宝多饮水,给予流质或半流质饮食,如：牛奶、蛋羹、麦片、面片等；宝宝因为疼痛不愿吃东西、不肯吸吮,这时应耐心用小匙慢慢喂奶；避免摄入过酸、过咸及刺激性食物,以免引起疼痛。

什么是疱疹性口炎?

疱疹性口炎是一种由单纯疱疹病毒所致的口腔黏膜感染性疾病,主要通过飞沫、唾液及疱疹液直接接触传播,口内会出现一片聚集性小水疱,水疱破溃后形成溃疡,牙龈充血红肿,触碰易出血。因此病是病毒性感染,而病毒的寿命不长,所以本病不治疗一段时间后也会好转,即有所谓的自限性。但是容易反复发病,患者会有疼痛不适,所以最好给予局部或全身药物治疗。

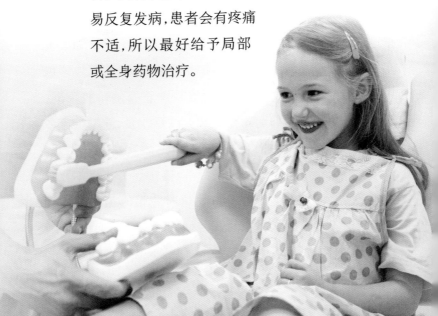

宝宝患了疱疹性口炎怎么办?

疱疹性口炎发病急剧,患儿疼痛明显,一旦发现应及时就医。遵医嘱给予适当的药物治疗,如用消炎防腐止痛剂局部涂擦或撒敷,伴有皮肤损害者应保持局部清洁,防止感染。体温升高者给退热剂,必要时可考虑补液。

保证患儿充分休息,多饮水,并给以大量维生素 B、C 及有营养价值的易消化饮食。

疱疹性口炎病传染性较强,通过飞沫传播,因此应隔离患儿,同时保持房间的良好通风换气,曝晒衣服被褥,消毒食具、玩具。

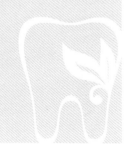

为什么宝宝的
舌头底下会长溃疡？

宝宝的舌下溃疡常发生在舌系带中央的两侧，类似希腊字母"Φ"形，左右对称。该溃疡的发生多与局部解剖因素有关，常见以下两种原因：

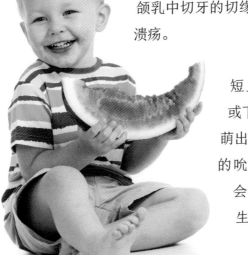

🌸 新萌出的下颌乳中切牙的切缘锐利，宝宝在吸吮乳头、罹患咳嗽等疾病时，舌系带不断与下颌乳中切牙的切缘摩擦而发生溃疡。

🌸 舌系带短且偏近舌尖，或下颌乳中切牙萌出过早，在正常的吮乳过程中也会因摩擦而发生舌下溃疡。

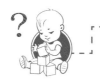

为什么孩子反复发生口腔溃疡？

口腔溃疡反复发生多与免疫因素、遗传因素、系统性疾病因素、感染因素等有关，但对于孩子反复性口腔溃疡，主要与以下几个因素有关：

🌼 **免疫因素**：自身免疫功能低下的孩子易发生口腔溃疡。

🌼 **遗传因素**：父母一方经常发生口腔溃疡，孩子患口腔溃疡的几率要大。

🌼 **创伤因素**：吃东西咬伤自己、吸吮手指或玩具戳伤、乳牙残冠、残根刺激局部黏膜，都可形成局部溃疡。

🌼 **维生素缺乏**：锌、铁、叶酸、维生素 B_{12}、维生素 C 等缺乏都可引起口腔溃疡的反复发作。

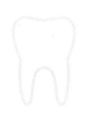

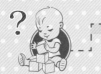

什么是白塞病？

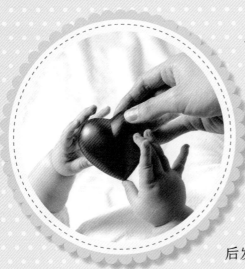

白塞病又称贝赫切特综合征，是一个口-眼-生殖器三联症。是一种全身性、慢性、血管炎性疾病，好发于男性青壮年。表现为同时或先后发生的口腔黏膜溃疡及眼、生殖器和皮肤病损。可也伴发关节、心血管、神经、消化、呼吸等多系统的病变。大部分患者预后良好，眼、中枢神经及大血管受累者预后不佳。

该病病因不明，多与免疫、遗传等因素有关。在口腔表现为反复发作的口腔黏膜溃疡，口腔病损伤是白塞病的首发症状和必发症状。

为什么孩子嘴唇总是"干裂"？

孩子嘴唇在秋冬季节容易干裂,常与以下原因有关:

🌼 **嘴唇部皮肤脆弱**:嘴唇皮肤缺乏角质层,水分容易蒸发,从而导致嘴唇皮肤干燥。

🌼 **缺少皮脂腺**:嘴唇部位没有皮脂腺,不能分泌皮脂,润泽皮肤,故而在干燥季节容易丢失水分,干燥脱皮。

🌼 **不良舔唇习惯**:嘴唇干燥,孩子们会习惯性地舔唇,唾液粘在嘴唇上水分蒸发,液体在蒸发过程中吸收热量,导致唇部温度降低,温度越低,冬季越易受冻而导致干裂。

🌼 **维生素缺乏**:缺乏维生素 B_2、维生素 A 和维生素 C 都容易造成嘴唇干裂,多吃新鲜蔬菜和水果可以有效补充维生素。

🌼 **过敏**:牙膏里的添加剂、糖果、口香糖等过敏都有可能引起嘴唇干裂。

口角炎是怎么回事?

口角炎俗称"烂嘴角",表现为口角潮红、起疱、开裂、糜烂、结痂、脱屑等。患者张口易出血,吃饭说话均受影响。口角炎的诱发因素是冷干的气候,会使口唇、口角周围皮肤黏膜干裂,周围的病菌乘虚而入造成感染。口唇干裂时,人们会习惯性地用舌头去舔,也会进一步加重口角干裂。若从膳食中摄取的维生素减少,造成体内 B 族维生素缺乏,还会导致维生素 B 缺乏性口角炎的发生。

预防宝宝"烂嘴角",重在教育孩子不偏食和不挑食。多吃含核黄素丰富的食物、蔬菜和瓜果,注意补充富含维生素(尤其是 B 族维生素)、矿物质的食物。同时,要多喝水,注意口腔清洁。

宝宝患了地图舌怎么办?

　　地图舌是一种浅表性非感染性舌部炎症,表现为舌面上丝状乳头剥脱,逐渐向四周蔓延,形状类似于地图中绘出的国界,故名地图舌。多见于幼儿期和少儿期。其发病与疲劳、营养缺乏、消化功能不良、牙齿萌出期的局部刺激等因素有关。

　　该病预后良好,无明显不适感,一般不需要治疗,但对地图舌患儿,家长也应注意:

　　❀ 给予患儿适当软质饮食,避免刺激性食物(如酸、辣)引起患儿疼痛。

　　❀ 注意患儿口腔卫生,适当

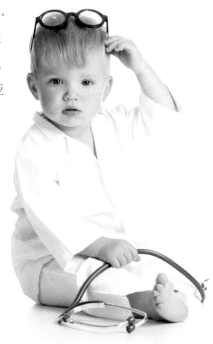

给予消毒防腐剂含
漱、清洗。

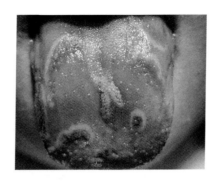

🌼 补充维生
素B或微量元素锌、
及时添加辅食,适当
增加蛋白质食物,增
强营养。

🌼 与变态反应有关者,避免食用可引起变态反应
的海鲜、鱼虾等食物。

🌼 多进行户外活动,增强患儿抵抗力。

乳磨牙过早缺失为什么
要做缺隙保持器?

　　乳磨牙的替换大致在 10~12 岁,很多原因如龋齿、外伤等都会造成乳磨牙还没到这个年龄就提前脱落,这称为乳磨牙早失。乳磨牙早失有很多危害:当乳磨牙早失后,缺隙本来是留给继承恒牙的,但与它相邻的牙齿由于失去了依靠,就会向缺隙部位移动或倾斜,造成缺隙丧失。这样到了恒牙萌出的时候会由于没有萌出空间而造成错位或阻生。如果发生了多数乳磨牙早失,还会使颌骨得不到必要的生理性刺激而影响发育,严重影响功能和美观。所以,儿童发生乳磨牙早失后,应该及时处理,正确的方法是根据医师的建议戴用缺隙保持器,以保持缺隙近远中方向的距离,为恒牙的萌出提供足够的空间。

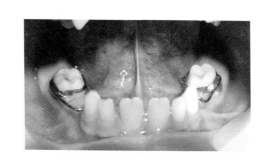

宝宝的牙齿"地包天"怎么办?

"地包天"是乳前牙反𬌗的俗称,又叫兜齿,是一种儿童常见的牙颌畸形,常常是不良习惯或遗传因素造成的。造成儿童反𬌗的具体原因有:

🌼 喂奶姿势不正确,人工喂养的孩子,仰面用奶瓶吃奶时,奶瓶压迫上唇部,下颌向前用力吸吮,长此以往易引起前牙反𬌗;

🌼 小儿有咬上嘴唇、吮手指等习惯,也会使下颌处于前伸状态从而引起"地包天";

🌼 遗传因素。

"地包天"会严重影响面部美观,而且可造成咀嚼障碍、口齿不清,在儿童的生理和心理上造成很大影响。可采用以下几种方法进行防治:

🌼 鼓励母乳喂养,只能人工喂养时,儿童吃奶的姿势应为侧卧,不要养成仰面吃奶的习惯;

🌼 帮助孩子纠正口腔不良习惯;

🌼 到口腔科就诊并及时治疗。

牙列拥挤,排列不齐怎么办?

牙列不齐常常是由牙列拥挤造成的,在错𬌗畸形患者中最为常见,60%~70% 的错𬌗畸形患者中可见到拥挤的存在。

造成牙列拥挤的直接原因为牙量骨量不调,简单来说就是牙齿的大小与颌骨不匹配,牙弓长度不足以容纳牙弓上的全数牙齿。发生的病因有遗传因素和环境因素,如果父母一方或双方有牙列拥挤时,孩子在替牙后往往会出现同父母相似的特征。乳牙早失或孩子有不良习惯,如吮手指、咬铅笔等也可造成牙弓狭窄、拥挤。牙列拥挤根据拥挤的程度不同,又可分为轻度、中度、重度拥挤,最好的办法是进行牙齿正畸治疗,正畸医师会根据拥挤程度、患者年龄、健康状况、颌骨发育等综合考虑,确定出一个明确而完善的矫治方案。

上颌前突什么时候矫治？

上颌前突俗称"暴牙"，是指上颌牙槽骨或牙齿向前突出，是很常见的牙颌畸形，可由遗传、不良习惯及疾病而引起。该病的治疗时机与其病因有关：

❀ 长期的吮指、咬下唇等口腔不良习惯、替牙或萌牙障碍、口呼吸习惯、多生牙、佝偻病等全身疾病、体内钙磷代谢障碍等环境因素均可影响颌骨发育，造成上颌前突。这些情况只要发现及时并及早处理，畸形一般会自行缓解。

❀ 如这些问题发现较晚且已形成明显的畸形或遗传因素导致的上颌前突，可在青春期前（9～11岁）进行颌骨矫形治疗，也可在恒牙替换完成后行正畸治疗。

❀ 严重的骨性上颌前突一般须成年后行正颌外科手术治疗。

青少年耳前区酸痛、
有弹响是怎么回事？

这是颞下颌关节紊乱病的临床表现,主要原因是颞下颌关节出现了结构损伤或功能紊乱,它可引起关节区酸胀疼痛、运动时弹响、张口运动障碍等。

颞下颌关节是位于耳前的一个小关节,它将颅骨与下颌骨连接起来。正是这个关节使得下颌可以进行运动和行使功能。颞下颌关节是一个球窝状关节,其球状部分称髁突,窝状部分称关节窝。在髁突与关节窝之间有一个软骨构成的关节盘,用于缓冲压力并协助髁突进行张闭口运动。当与颞下颌关节相关的各因素协调共处时,关节就能发挥正常的功能。相反,当这些因素出现异常,或出现应力、创伤情况下,就会发生颞下颌关节紊乱病。由于本病的病因和发病机制尚未完全明了,在治疗上还缺乏根治的方法。

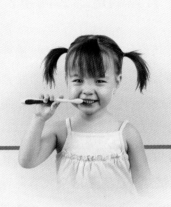

PART 3

住院患儿健康教育指导

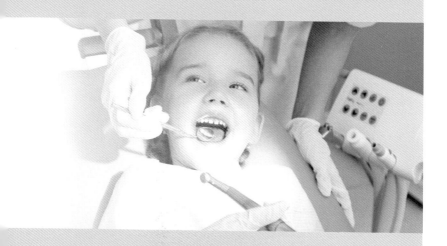

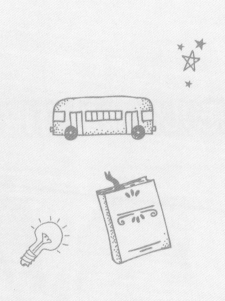

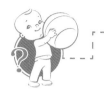

什么是面颈部淋巴结炎？

淋巴结是面颈部的重要防御系统,就像公安系统,为我们的日常生活保驾护航,它可过滤和吞噬进入淋巴液中的"坏人",阻止感染扩散。其"辖区"内的组织发炎时,淋巴结就会肿大,进而引起淋巴结炎。对于儿童而言,面颈部淋巴结炎主要来自于以下几方面:

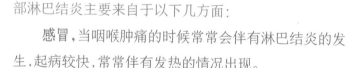

感冒,当咽喉肿痛的时候常常会伴有淋巴结炎的发生,起病较快,常常伴有发热的情况出现。

蛀牙,当儿童发生蛀牙后,特别是引起牙齿根尖周围组织发炎时,常会慢慢引起面颈部淋巴结肿大。

结核,这种情况相对少见,会伴有结核的一般症状,比如说盗汗、低热、消瘦、食欲缺乏等,有时淋巴结肿大的地方会破溃流出豆渣或米汤样脓液。

为什么会发生颌骨骨髓炎?

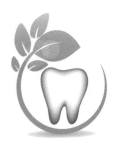

儿童的颌骨发育尚未完成,特别是上颌骨,血管分支细,血流缓慢,细菌易于停留,当机体抵抗力下降时则引起化脓性炎症。

婴幼儿的颌骨骨髓炎以上颌骨多见,下颌骨较为少见,简单概括一下,病因主要有以下几种:

牙源性:因乳牙的龋坏而引起的根尖周炎是常见的病因。

损伤性:儿童的口腔黏膜比较娇嫩,平时用奶瓶、小匙人工喂养时不慎会造成黏膜创伤。不慎摔倒或其他原因造成的口腔及面部较大的外伤,尤其是直接使颌骨暴露时,更易引起颌骨骨髓炎的发生。

血源性:一般都有颌面部或身体其他部位的感染,感染通过血液传播到颌骨。

此外,母亲患有化脓性乳腺炎,颌骨邻近结构如眼、鼻的感染也可能导致颌骨骨髓炎。

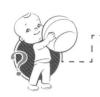

颌面部被猫或狗咬伤怎么办?

颌面部被猫或狗咬伤后一定要及时就医,除此之外,还有几点需要注意:

✿ 莫要惊慌,及时拨打 120 急救电话或就近就医。

✿ 急救车未赶到时可以考虑用肥皂水冲洗伤处,但应注意保护眼睛,儿童如果疼痛严重,也可暂不冲洗。

✿ 颌面部血管较多,受伤后常引起大量出血,有条件的可以用自备家庭小药箱中的纱布按压以防出血过多,但应避免使用卫生纸之类容易破碎粘贴在伤口的东西按压,以免给到院后的清理增加困难。

✿ 不要随意丢弃组织,特别是伴随动物咬伤的摔伤而造成脱出的牙齿,请用牛奶或生理盐水浸泡并带至医院。

✿ 如果有可能,最好能确定伤人动物是否为非健康动物(如明确的患有狂犬病的动物等)。

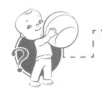

什么是皮脂腺囊肿?

皮脂腺囊肿,俗称粉瘤或脂瘤。皮脂腺是我们皮肤上分泌皮脂的腺体,它"生产"出皮脂,然后从其开口送出,使皮肤润泽、毛发光亮,起到保护作用。工厂生产产品正常情况下会及时运出出售,如果生产后产品没有及时运出工厂,会造成产品的积压,同样的道理,当皮脂腺的开口堵塞或狭窄时,"生产"出来的皮脂就会发生瘀积而形成皮脂腺囊肿。

皮脂腺囊肿常见于面部,小的可以像绿豆大小,大的可以达7~8cm,捏起来像个小球,可以推动,一般不伴有疼痛,常常存在数年后才发现,皮肤上可以看到有一个小黑点,挤压后可以见到少许白色粉状物被挤出。

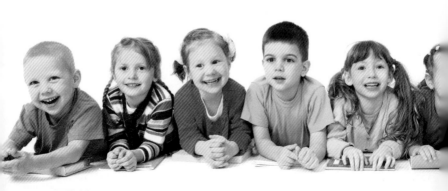

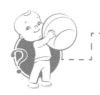

口腔黏液囊肿是怎么形成的?

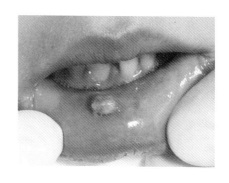

在口腔黏膜下组织内,存在着很多小唾液腺,大多分布在下唇、软腭和舌尖下面那个面上,他们开口在黏膜表面,分泌黏液,这是唾液的一部分来源。就像皮脂腺囊肿一样,当排出不畅时,就会造成由于黏液淤积而形成囊肿。

由于舌头运动时常常受到下前牙的摩擦,很多人有咬下唇的习惯,或者不经意间咬到了这两个部位而使黏液腺受损,就有可能出现黏液囊肿,表现为半透明、淡蓝色的小疱,不小心咬破后,会流出像蛋清一样的黏黏的液体。

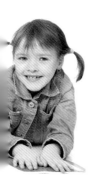

口腔黏液囊肿怎么治疗?

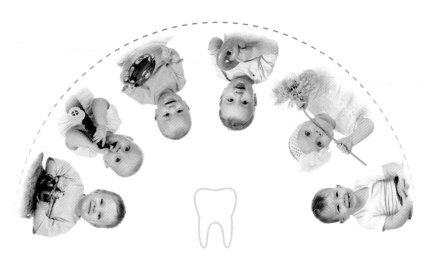

　　口腔黏液囊肿需要手术治疗,当伴发感染时,还需要消炎治疗,单纯的药物治疗或挑破放出囊液不能治愈。有时也可以在抽尽囊液后向囊肿内注射药物来治疗,但仍然是以手术治疗为主。

什么是舌下腺囊肿?

　　双侧舌下腺是人体三对大唾液腺中最小的一对,它"生产"的唾液经舌下腺导管排至口腔,当舌下腺导管堵塞或损伤时导致分泌物潴留时可能出现舌下腺囊肿。

　　患了舌下腺囊肿,大多数可以在舌头下面出现浅紫蓝色柔软的隆起,囊肿较大时会把舌头向上顶起来,不小心刺破后会流出黏稠略带黄色或者蛋清样的液体。有些时候,舌下腺囊肿会突入下方,表现为下颌骨内侧的肿胀,低头时可能变大,同时可能有,也可能没有舌头下面的膨隆。

　　各位家长,如果你发现孩子有上述表现,请及时就诊。

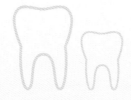

怎样治疗舌下腺囊肿?

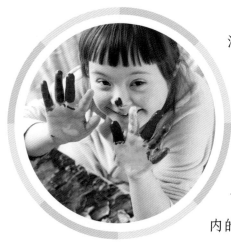

舌下腺囊肿需要手术治疗。手术治疗的方法一般是切除舌下腺,这个时候哪怕保留部分囊壁也不会复发。对于突入下方的那种情况,切除舌下腺后抽尽下方囊肿内的液体即可,一般不必附加口外的切口。

对于全身情况不佳,不适宜做手术切除舌下腺的患者及婴儿,也可以采用另外一种相对保守的方法,就是把覆盖囊肿的黏膜和囊壁切除,放尽囊液后填塞一种药物纱布,然后等全身情况比较好或者婴儿长到4~5岁后再做手术切除舌下腺。

甲状舌管囊肿是怎么回事？

甲状舌管囊肿是一种"胎里带"的疾病，简单来讲，是胎儿在发育过程中本来应该自行消失但没有消失的结构生长造成的，因为这种结构我们的专业名词叫甲状舌管残余上皮，所以这种疾病被称为甲状舌管囊肿。

它多见于1～10岁的儿童，亦可见于成年人，可以发生在从舌根部向下至脖子根部的脖子正中线上，但以上部居多。临床上常见者多如核桃大小，位于脖子正中位置，有时也可偏向一侧，比较柔软，当做吞咽或伸舌头的动作时可以随之移动，这时，一般孩子自己没有什么不舒服的感觉。但是，当它生长位置在舌头根部时，可能影响吃东西、说话和呼吸。有些时候，甲状舌管囊肿感染时可以破溃。需要注意的是，长期存在的甲状舌管囊肿有变化成癌的可能。

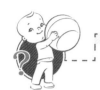

颌骨内发现牙瘤怎么办?

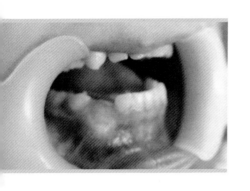

牙瘤是牙源性肿瘤,生长于颌骨内,是由一个或多个牙胚组织发育异常而形成,瘤体内可含有不同发育阶段的各种牙胚组织或牙,数目不等,形状不规则,可能近似牙齿,也可能没有牙的形状,是一团紊乱的硬组织。如果不管它,它就会慢慢长大,长大到一定程度时,会造成骨头膨隆,有的甚至压迫到神经造成疼痛,拍片子的时候,我们会发现,有成团的长得不好的牙。所以说,一旦发现长了牙瘤,是需要治疗的,以免影响正常的颌骨结构,那么,怎么治疗呢? 应该在正规医疗机构就诊,治疗方法是手术摘除,药物治疗无效。另外,手术之后要注意保持口腔清洁卫生,以免发炎。

为什么反复发生腮腺区的肿胀？

在儿童期，反复发生腮腺区的肿胀可能是得了慢性复发性腮腺炎，它的发病机制目前尚不十分清楚，可能是多方面因素综合作用的结果，一般认为和以下三点有关：

🌼 **腮腺发育不良**：很多研究发现，该病有遗传倾向，有的患者可以是祖孙三代患病或同胞姐妹兄弟患病。

🌼 **免疫力低下**：儿童的免疫系统尚未发育成熟，待发育成熟后可以痊愈。

🌼 **细菌感染**：许多患儿腮腺肿胀的反复发作和感冒以及口腔内的炎症有关，细菌通过腮腺的导管感染至腮腺。

另外，腮腺的结构就像一幢大楼里有很多小房间一样，互相之间相对独立，发生感染后脓液有时难以清除也会造成慢性复发性腮腺炎。

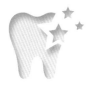

为什么会发生口腔血管瘤?

口腔血管瘤是口腔颌面部常见的良性肿瘤,多属先天性,是由血管内皮增生而来。血管瘤多见于婴儿出生时(约 1/3)或出生后不久(1个月之内)。发生于口腔颌面部的血管瘤约占全身血管瘤的 60%,其中大多数发生于面颈部皮肤、皮下组织,极少数见于口腔黏膜。一般可分为毛细血管血管瘤和脉管畸形。血管瘤的来源及发病机制尚不清楚,与早产、出生时低体重、孕期使用黄体酮、孕期接收绒毛膜穿刺检查等因素有关。

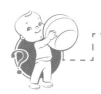

治疗口腔血管瘤有哪些方法？

常用的治疗方法有药物治疗、手术切除，对于复杂的病例，可以采用综合治疗。婴幼儿的血管瘤，如果不影响美观和功能，又比较稳定，可以暂时观察，其他情况下，应积极治疗。

药物治疗：可以口服普萘洛尔，应用该药物不良作用少而且轻微。另外，注射平阳霉素治疗也可以选用，但它主要适用于脉管畸形。

手术切除：对于累及重要部位(如鼻、眼皮)或者对功能影响较大(如影响呼吸、视力)的较大的血管瘤，也可早期行手术治疗。手术的原则是改善美观和功能，不强调将其彻底切除。后期遗留的瘢痕，可以考虑激光治疗。

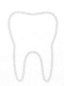

什么是脉管畸形?

顾名思义,脉管畸形是脉管系统的畸形改变,它与血管瘤的本质不同在于血管瘤属于真性肿瘤。脉管畸形可以分为静脉畸形、微静脉畸形、动静脉畸形、淋巴管畸形以及混合型脉管畸形,下面简单地把各型的常见症状介绍如下:

🌼 **静脉畸形**:位置较深的外观颜色正常,位置浅者可呈现蓝色或紫色的海绵状柔软结构,有时可以扪及

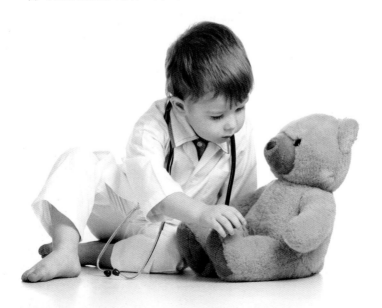

硬硬的小块物质(我们称之为静脉石),当头低于心脏水平时可以见到病变的地方变大,恢复正常位置后,肿胀随之缩小。

🌼 **微静脉畸形**:多见于面部,呈红或紫红色,像葡萄酒的颜色,不突出于皮肤。

🌼 **动静脉畸形**:是一种外观迂回弯曲、极不规则的血管畸形,扪之可感受到类似于脉搏跳动的感觉。

🌼 **淋巴管畸形**:常见于儿童及青少年,可以分为两种类型,一种在皮肤或黏膜上看上去像海绵似的,如果位置较深,常引起病变部位显著肥大,发生在舌头上时,舌表面粗糙,有黄色小泡突出。一种主要发生在脖子上,内有透明的像水一样的液体,拿手电筒照射可见光束透过。

🌼 **混合型脉管畸形**:存在上述一种以上畸形或者与血管瘤并存。

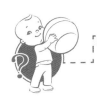

为什么会发生先天性唇腭裂?

先天性唇裂俗称为兔唇、豁嘴,是口腔颌面部常见的先天性畸形,对面部容貌影响极大。这些病人有很强的家族内遗传的倾向。据调查,唇裂的发病率为0.17%,父母一方是唇裂的,其子女的发病率可高达2.6%~5.6%,比前者高出 15~32 倍。据研究证明,如果已生育一个有兔唇的孩子,那么出现第二个有兔唇的几率为 4%;若已生过两名兔唇子女,再次怀孕生兔唇孩子的几率就上升到 9%,近亲结婚者的子女发病率更高,这说明兔唇与遗传因素有密切关系。另外,环境因素也有很大影响,特别是妊娠早期,缺乏营养、病毒感染以及接触放射线和有毒物质等都可能导致胎儿兔唇畸形。

正常胎儿发育过程

中,唇、腭等结构需要由几个结构融合而形成,由于受上述因素影响,出现了融合的缺失或不彻底,从而造成了唇腭裂的发生。

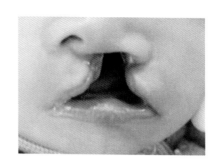

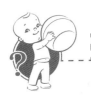

宝宝出生时发现唇腭裂怎么办?

首先请各位家长不要惊慌,如果您在宝宝出生时发现唇腭裂,请及时到正规的医疗机构就诊,询问关于孩子喂养和治疗的相关问题,尤其是注意适宜治疗的时间、顺序以及治疗前的注意事项,然后按照医师建议的时间分别就诊。

关于唇腭裂的治疗,有三点需要家长明白:一是唇腭裂是可以治疗的;二是唇腭裂的治疗需要医师和家长共同努力;三是唇腭裂的发病率并不低,很多年龄较大的唇腭裂患者已经经过治疗踏入社会过上了正常人的生活,请家长不要沮丧。

此外,目前有包括微笑列车在内的多项慈善活动,可以为有困难家庭的唇腭裂患者提供帮助!

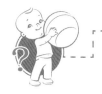

患有唇腭裂的宝宝
应该怎样喂养？

🌼 **喂养时的体位**：一般将宝宝取坐位或 45°角抱位，切忌平躺，以免被奶水呛咳到呼吸道。妈妈最好采用**面对面喂哺方式**，以利观察。采用俯卧位，使鼻腔在口腔上方而不致发生呛咳。

🌼 **协助宝宝吸奶**：在宝宝吸奶的时候，妈妈可以用手指将唇裂的部位堵住，这样有助于宝宝唇部的闭合。由于宝宝吸吮能力差，喂奶时易疲劳，可以"**少量多次**"的方法，每次的奶量不要过多，以 60～80 毫升为宜。

🌼 **选用唇腭裂专用奶瓶或十字开口的塑胶奶瓶**：这是为了防止呛咳的发生，基本要求是奶嘴开口受到压迫时才会打开，这样孩子才不会被呛到。严重的可以购买可以挤压的奶瓶或医用注射器、滴管喂养，必要时可在医师指导下戴用腭护板。

🌼 **训练颊舌功能**：通过吹气球，吸吮奶嘴或按摩肌肉训练颊、舌的功能。

🌼 **奶瓶正确放置**：将奶嘴置于非裂开处。

🌼 **判断呛咳和发生呛咳的处理**：一旦喂奶过程中发现有奶水从鼻孔流出来，就说明给宝宝喂奶的速度过快，需要立刻调整喂奶速度，必要时暂停喂奶，再用棉签将鼻孔中的奶水擦干净；如果喂奶时发生呛咳，请不要惊慌，马上把宝宝的头朝下，轻轻拍背，这样奶水就不会流入呼吸道了。

🌼 **喂奶后的注意事项**：喂奶后让宝宝俯卧或头偏向一侧，这样可以防止奶水溢出时宝宝不慎被呛到。

各位家长，只要付出努力，相信您的宝宝也能被养的"白白胖胖"！

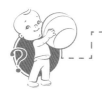

唇腭裂序列治疗的
程序是什么？

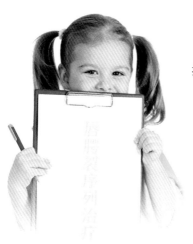

唇腭裂序列治疗是指由多学科专家参与，在患者恰当的年龄，按照一定的程序，对唇腭裂患者进行全面治疗的一个完善的实施系统。其中参与的学科有：整形外科、颌面外科、正畸科、修复科、语音病理学科、耳鼻喉科、正颌外科、心理学科、遗传学科、儿科及社会工作者。

时间序列上目前没有统一的有利无弊的时间序列治疗表，以下是常用的国际及国内各中心对唇腭裂及面裂治疗的时间表：

孕期及出生时	登记及序列治疗的宣传,患儿家长的心理安慰。
出生2周左右	进行术前正畸治疗。
3~6个月	唇裂修复术。
8~12个月	腭裂修复术。
4~5岁	语音、腭咽闭合功能评价。 语音训练或咽成形手术。 必要的唇继发畸形矫正。
7.5~8岁	生长发育评价。 植骨前必要的正畸准备。
9~11岁	牙槽突裂植骨修复术。 必要的唇继发畸形修复术及必要的鼻继发畸形矫正。
12~13岁	必要的正畸治疗。 必要的鼻唇继发畸形矫正。
15~16岁	需要时外科正颌治疗。
16岁以上	需要时继发畸形矫正。

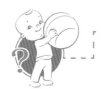

什么是腭咽闭合不全？

正常人群鼻腔和口腔在后部是相通的,发音时,需要达到"腭咽闭合"来使口腔和鼻腔几乎完全分隔,气流进入口腔而发出完全呈"口音"的语音,腭裂的孩子由于腭结构的异常,使得发音时口腔和鼻腔不能完全分隔,气流除了进入口腔外,还会有一部分进入鼻腔,从而导致发音时带有"鼻音"或其他发音异常,这种现象我们称之为腭咽闭合不全。

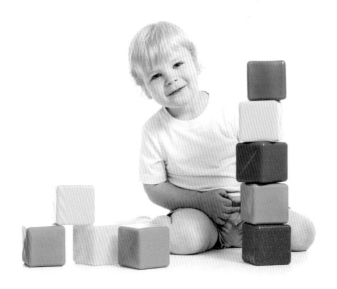

为什么要进行唇腭裂语音治疗?

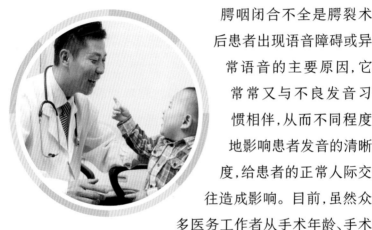

腭咽闭合不全是腭裂术后患者出现语音障碍或异常语音的主要原因,它常常又与不良发音习惯相伴,从而不同程度地影响患者发音的清晰度,给患者的正常人际交往造成影响。目前,虽然众多医务工作者从手术年龄、手术方法等多方面做出了不懈的努力,仍有一部分患者(文献报道为 5%~44%)术后仍然存在腭咽闭合不全,并且由于很多患者既往不良发音习惯已经形成,单纯通过手术建立腭咽闭合的结构基础仍不能避免患者的发音异常,这时候,改善语音的语音训练治疗就显得尤为重要了。

唇系带过短怎么办?

唇系带位于两门牙之间,牙根部的牙床上,过短时唇系带嵌入两门牙间,在两中切牙之间形成间隙。这时需要做一个小手术治疗,通过切开缝合的方法延长唇系带。在手术后要注意口腔卫生,防止切口的感染,术后一个星期就能拆线,手术无瘢痕,是一种很好的方式。

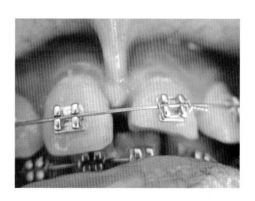

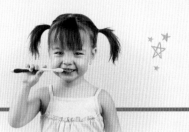

阅读笔记

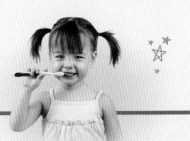

阅读笔记

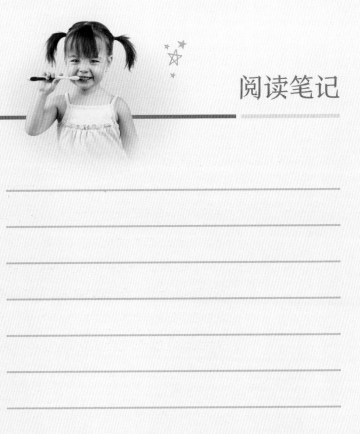

阅读笔记